AF472814

Le Rêve Prolongé

— Délire consécutif à un rêve prolongé à l'état de veille —

Recherches pathogéniques et cliniques

PAR

Le Dr Paul TRENAUNAY

DE LA FACULTÉ DE MÉDECINE DE PARIS

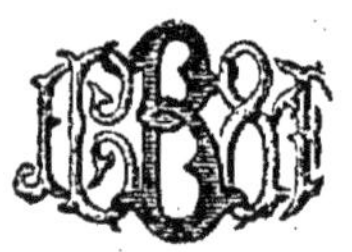

PARIS

LIBRAIRIE J.-B. BAILLIÈRE ET FILS

19, RUE HAUTEFEUILLE, 19

1901

Le Rêve Prolongé

— Délire consécutif à un rêve prolongé à l'état de veille —

Recherches pathogéniques et cliniques

PAR

Le Dr Paul TRENAUNAY

DE LA FACULTÉ DE MÉDECINE DE PARIS

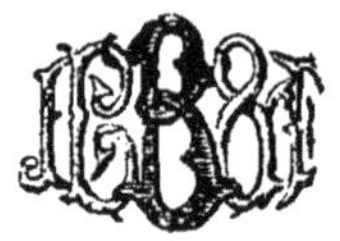

PARIS
LIBRAIRIE J.-B. BAILLIÈRE ET FILS
19, RUE HAUTEFEUILLE, 19

1901

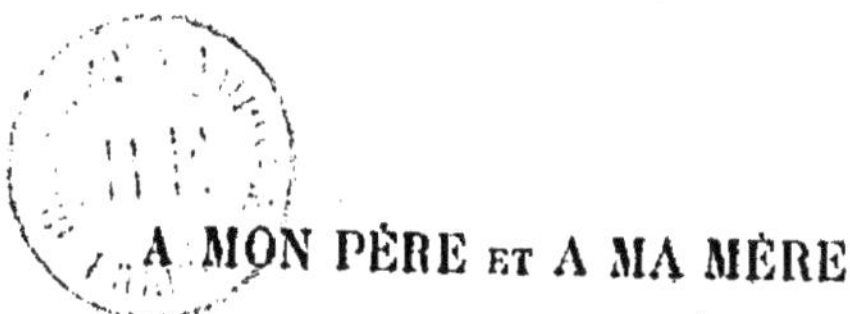

A MON PÈRE ET A MA MÈRE

Faible témoignage de ma reconnaissance.

A mon Président de Thèse

M. LE PROFESSEUR LANDOUZY

PROFESSEUR DE THÉRAPEUTIQUE A LA FACULTÉ DE MÉDECINE DE PARIS
MÉDECIN DE L'HOPITAL LAENNEC
MEMBRE DE L'ACADÉMIE DE MÉDECINE
CHEVALIER DE LA LÉGION D'HONNEUR

LE

RÊVE PROLONGÉ

— Délire consécutif à un rêve prolongé à l'état de veille —

RECHERCHES PATHOGÉNIQUES ET CLINIQUES

INTRODUCTION

Chez tous les aliénés, le rêve peut jouer un rôle important dans la genèse du délire et dans son évolution. Il y a, en effet, parmi eux, plusieurs groupes : mélancoliques, persécutés, obsédés, maniaques, etc., dont le délire, déjà créé, existant pour une raison quelconque et sous quelque forme qu'il se présente, reçoit, du fait de rêves survenus pendant la nuit, une sorte de coup de fouet, d'impulsion nouvelle, qui lui imprime, au moins quant à la disposition des détails, un aspect un peu différent de ce qu'il était la veille. Mais chez tous ces aliénés, le rôle du rêve est surtout accessoire, non exclusif, et ne fait pas partie constituante, primordiale, de la forme délirante.

Au contraire, il existe une classe toute particulière

d'individus chez lesquels le rêve, en se prolongeant à l'état de veille, fausse les fonctions de l'idéation et *constitue lui-même le délire*. Ce sont les cas actuellement bien connus sous les noms différents de *délire de rêve*, *délire onirique*, *rêve prolongé à l'état aigu*. Ici, le rêve domine la maladie ; c'est lui qui, en se prolongeant, la constitue tout entière. La folie n'est ici qu'un rêve exprimé, prolongé, la maladie mentale se traduit par un délire de rêve.

Ce sont les caractères cliniques et pathogéniques de cette forme de délire que nous étudierons au cours de ce travail. Nous examinerons successivement le rêve prolongé à l'état aigu et subaigu, et nous tenterons ensuite, ainsi que nous l'avons déjà fait dans un précédent mémoire publié avec M. Klippel, de montrer que le délire de rêve peut aussi évoluer à l'état chronique, fût-ce dans des cas assez rares.

Une coutume très ancienne fait un devoir au futur médecin de consacrer les premières lignes de sa thèse à remercier les Maîtres qui l'ont aidé à gravir la pente qui conduit à Hippocrate ; ce devoir est pour nous agréable et doux, puisqu'il va nous permettre de témoigner publiquement notre reconnaissance à ceux auxquels nous devons ce que nous savons.

Tout d'abord, nous offrons nos remerciements les plus sincères à nos premiers Maîtres en médecine, à M. Faisans, de l'hôpital de La Pitié, à M. Siredey, de l'hôpital Saint-Antoine, à M. Cuffer, de l'hôpital Necker, qui ont bien voulu nous accueillir comme débutant, bénévole ou stagiaire, et guider nos premiers pas dans l'art de guérir. En chirurgie, M. Monod, à l'hôpital Saint-Antoine, M. Demoulin, à l'Hôtel-Dieu, M. Delbet, à l'hôpital Laënnec, M. Schwartz, à l'hôpital Cochin, nous ont mis à même de profiter de leurs leçons de science profonde, de leurs exemples de précision technique et d'habileté consommée, du modèle de leurs résultats irréprochables, et nous leur en témoignons toute notre gratitude.

M. le Professeur Landouzy nous a fait l'honneur de nous accepter comme externe dans son service pendant une année à l'hôpital Laënnec ; c'est à ses côtés, c'est en écoutant ses causeries, à la fois si savantes et si originales, que nous avons pu nous élever jusqu'aux idées générales et comprendre que la médecine pouvait être non seulement une science, mais un art.

Il a bien voulu enfin accepter la présidence de notre thèse, nous donner la consécration officielle, l'ordination, pour ainsi dire, achevant ainsi aujourd'hui ce qu'il avait commencé pour nous en 1898, et, pour tout cela, nous l'assurons ici de nos sentiments à la fois respectueux et reconnaissants.

A l'hôpital Laënnec encore, nous avons eu la bonne fortune d'être l'externe de M. Claisse, qui, avec une bienveillance qui ne s'est jamais démentie, n'a cessé de nous prodiguer les conseils et les encouragements, qu'aucune question de notre part ne rebutait, mais qui, moniteur amical et constant, s'efforçait de diriger notre jugement. A la Maternité de l'Hôtel-Dieu annexe, M. Champetier de

Ribes et M. Delestre nous ont rendu faciles la théorie et la pratique de l'art cher à Lucine. M. Monsarrat, de qui nous espérons être devenu l'ami, nous a initié aux secrets des maladies de l'oreille, du nez et de la gorge ; M. Terrien à ceux de l'ophtalmologie. Enfin, nous remercions encore M. G. Lion, dont, à l'Hôtel-Dieu annexe, nous n'avons pu apprécier que trop peu de temps les bons sentiments à notre égard.

Pendant nos dernières années d'étude, nous avons eu le plaisir d'être l'élève de M. Klippel. M. Klippel a été pour nous, non pas seulement un Maître, mais aussi un ami, un guide précieux dont la science profonde et modeste nous a souvent été du plus grand aide. Plusieurs fois, nous avons saisi avec empressement l'occasion d'être son collaborateur, fier d'associer notre nom au sien. Pour ce dernier travail, enfin, pas un instant ne s'est démentie sa sollicitude pour nous, et ses conseils fréquents et judicieux, parfois même ses avis ironiques nous ont toujours été d'un très grand secours. Qu'il veuille bien accepter ici publiquement l'hommage de notre gratitude.

Mais il est un Maître plus cher à nos yeux, moins chargé de titres officiels, assurément, et qui cependant a été pour nous, dès nos premiers pas dans la carrière médicale, un guide précis, sûr et dévoué. Si les Professeurs de la Faculté ont essayé de nous faire comprendre la théorie, si nos Maîtres des hôpitaux nous ont donné l'habitude du malade en tant que malade, il nous a, lui, appris à le considérer en tant qu'homme. Par son exemple, il nous a montré tous les jours comment nous devons, nous médecins, allier le savoir au tact, l'instruction à la bienveillance. Il nous a fait sentir combien les infortunés qui venaient consulter avaient souvent besoin autant de notre cœur, de notre honnêteté d'esprit, que de nos soins. Il a été pour nous un ami de tous les moments, en même temps qu'un professeur indulgent, redressant notre jugement, et faisant appel, en face de la misère, aux bons sentiments qui doivent exister au fond de tout cœur humain.

A notre oncle, au docteur GUILLIÉ, de Villeneuve-la-Guyard, nous offrons plus que nos remerciements, nous nous efforcerons de suivre son exemple.

CHAPITRE PREMIER

Influence du rêve sur la folie

Comme nous venons de le dire, le rêve peut jouer un rôle important chez tous les aliénés. Survenant chez un individu dont les facultés mentales sont déjà affaiblies, faussement dirigées, les représentations des songes, les hallucinations visuelles qui les traduisent, s'imposent dans ces esprits avec assez de force pour modifier non pas la forme délirante elle-même, qui reste inaccessible, mais tout au moins certains détails par lesquels se traduisent la folie de ces individus. Les persécutés sont parfois des exemples des plus manifestes de ce que nous avançons.

N'est-ce pas souvent un rêve qui indique au malheureux persécuté la poursuite dont il est l'objet? N'est-ce pas en songe souvent qu'il entend les voix qui lui crient ses misères. N'est-ce pas enfin souvent à la suite d'une révélation survenue pendant le sommeil que le persécuté devient persécuteur, et poursuit de sa vengeance un individu apparu en songe. Il en est de même des obsédés, de ces infortunés qu'une idée, toujours la même poursuit continuellement, ne leur laissant aucun repos, même pendant le sommeil, et n'a-t-on pas bien des fois remarqué que c'est au réveil, alors que l'obsédé a été plongé tout le temps de son sommeil dans le chaos des tableaux de son cauchemar, que sa crise délirante atteint le maximum d'intensité? On a enfin rapporté des exemples concluants de l'influence importante que le rêve pouvait avoir sur les conceptions délirantes d'un mélancolique, d'un maniaque, d'un paralytique général.

Nous ne nous étendrons pas plus longuement sur ce point, car là n'est pas notre sujet. Nous nous proposons d'étudier *le rêve constituant le délire lui-même*, le rêve prolongé, non pas accessoire, mais principal, en un mot, la folie de rêve. Nous avons voulu ici simplement bien indiquer la différence, faire sa part au rêve dans les diverses maladies mentales où son rôle est incontestable, mais accessoire ; c'est là un fait banal, connu, dont certainement nos lecteurs ont beaucoup d'exemples présents à la mémoire, et sur lesquels il nous paraît inutile d'insister.

CHAPITRE II

Revue historique et critique

Le rêve prolongé à l'état aigu est actuellement bien étudié par un grand nombre d'auteurs, et nous verrons plus loin les différentes opinions qui règnent sur cette forme de délire. Mais auparavant nous allons examiner comment, jusqu'à nos jours, les observateurs ont conçu les rapports qui pouvaient exister entre le délire et le rêve, d'une part, entre le délire de rêve et les causes qui peuvent le faire naître, d'autre part.

Il est assez évident qu'en torturant les textes des anciens auteurs, on parvient facilement à leur faire dire ce que l'on veut ; aussi voyons-nous sans trop de surprise une thèse récente chercher et trouver des exemples de délire de rêve dans les travaux d'Hippocrate, de Galien, de Celse, d'Arétée de Cappadoce, d'Avicenne. Ce qu'il y a de plus certain, sans remonter aussi loin, c'est qu'au moyen-âge, pendant les périodes troublées des guerres civiles, étrangères et religieuses, tous les délirants étaient considérés comme des aliénés ; on les enfermait, on ne les étudiait pas. Ou bien encore, il arrivait ceci : les fous ne pouvaient être autre chose que des individus possédés de Dieu ou du diable. De ces derniers, le feu débarrassait la société. Les premiers pouvaient, au contraire, acquérir une influence extraordinaire sur leurs concitoyens, mettre par exemple aux prises d'une guerre de race, et par conséquent sans pitié, deux pays voisins, comme le témoigne le résultat que nous verrons plus loin des visions de KOTTERUS et de DRABICIUS en Autriche.

Cependant, il paraît hors de doute que cette question de l'analogie de certains délires persistants avec quelques particularités des rêves ou plutôt des cauchemars a déjà depuis longtemps éveillé l'attention des observateurs. C'est un axiome de la sagesse des nations que ce proverbe : la folie est le rêve de l'homme éveillé.

VAN HELMONT (*Demens idea*) appuyait déjà cette manière de voir : *Primus amentiæ gradus in somno elucet. Somni naturalis excentricitates, vitia, defectus, ac expressæ dementiæ sunt sopores omnes.* Ainsi donc, comme le fait remarquer MOREAU (de Tours) (1), au sens du célèbre médecin flamand, il n'y a aucune distinction à faire entre la folie (*amentia*) et les rêves qui sont la conséquence soit du sommeil naturel, soit du sommeil provoqué par des causes morbifiques (*excrementitiis sordibus*), et que VAN HELMONT nomme *sopor*.

Vers le milieu du XVe siècle, VIEUSSENS avait aussi entrevu l'existence possible d'un délire d'origine onirique; il avait même, comme nous le verrons, reconnu que ce délire pouvait relever d'une infection. Au siècle dernier, les travaux de CULLEN (1787) et de TISSOT (1790) résument les notions que l'on avait à cet époque sur ce sujet. Dans toute la première partie du XIXe siècle, quelques auteurs se sont occupés du rêve, mais sans y apporter d'idées

(1) MOREAU (de Tours). — De l'identité de l'état de rêve et de la folie. 1855.

nouvelles. C'est ainsi que Double (1), puis Richier (2), après avoir étudié les songes, surtout dans leurs manifestations hallucinatoires, concluent de leurs recherches que les rêves peuvent servir d'éléments de diagnostic et de pronostic dans les maladies. En réalité, il faut arriver jusqu'en 1820 pour voir apparaître des notions un peu plus précises sur les délires de rêve. C'est vers cette époque en effet que Georget (3) écrivait, à propos de cas particuliers de délire à l'état aigu : « Le malade, presque toujours assoupi, somnolent, *parait rêver* (et dans le texte de Georget lui-même, le mot est souligné) ».

Cabanis (4) avait été frappé de l'analogie qui existait entre plusieurs des phénomènes du rêve survenant dans des conditions pathologiques, et les différentes formes que prennent certaines maladies mentales. Les conditions d'infection et d'auto-intoxication étaient pressenties par Esquirol qui écrivait en 1838 : « Les fièvres de mauvais caractère laissent après elles un délire chronique qu'il ne faut pas confondre avec l'aliénation mentale. »

Baillarger (5), étudiant, en 1843, l'état mental connu sous le nom de *stupidité*, reconnaît que la stupidité paraît avoir beaucoup d'analogies avec l'état de rêve. « Ce qui me fait insister sur cette analogie de l'état de rêve et de l'état morbide, c'est surtout la manière dont les malades

(1) Double. — Considérations séméiologiques sur les songes: *Journal de médecine*. Paris, 1812.

(2) Richier. — Onéirologie, ou dissertation sur les songes considérés dans l'état de maladie. Thèse de Paris, 1816.

(3) Georget. — De la folie. Thèse de Paris, 1820.

(4) Cabanis. — Rapports du physique et du moral, au chapitre : Du sommeil, en particulier, 8e édit. par L. Peisse, 1844.

(5) Baillarger. — De l'état désigné sous le nom de stupidité. Paris, 1843.

rentrent dans le monde réel au moment de la guérison. C'est véritablement une sorte de réveil qui se ferait lentement. » Et deux années plus tard, BAILLARGER revenait sur cette idée dans un nouveau mémoire (1). Après avoir parlé des hallucinations qui survenaient à la suite des rêves, voici ce qu'il ajoutait : les hallucinations qui précèdent ou qui suivent le sommeil durent quelquefois, et dès les premiers jours, pendant plusieurs heures, et deviennent une cause de folie transitoire... Il y a des hallucinés qui perdent complètement la conscience de ce qui les entoure, et qui tombent dans un état spécial, *analogue à l'état de rêve.*

C'est à peu près vers la même époque que parurent les travaux de CALMEIL, de MACARIO, de MOREAU (de Tours). Le travail de CALMEIL (2), extrêmement documenté, est surtout une compilation d'observations historiques, et ne nous apporte presque aucun fait nouveau ; seulement, point très important, CALMEIL admet formellement l'analogie entre l'état de rêve et certains délires hallucinatoires dont il rapporte des exemples. MOREAU (de Tours) (3) affirme dans plusieurs travaux que les hallucinations survenant dans l'état intermédiaire à la veille et au sommeil, pour peu qu'elles persistent, amènent une sorte particulière de délire. Il admet enfin

(1) BAILLARGER. — De l'influence de l'état intermédiaire à la veille et au sommeil sur la production et la marche des hallucinations. *Annales médico-psychologiques*, 1845.

(2) CALMEIL. — De la folie considérée sous le point de vue pathologique, philosophique, historique et judiciaire. Paris, Baillière, 1845.

(3) MOREAU (de Tours). — Du hachisch et de l'aliénation mentale. Études psychologiques. 1845.

. — De l'identité de l'état de rêve et de la folie. *Annales méd. psycholog.*, 1855, p. 261.

l'identité psychologique de l'état de rêve et de la folie. Enfin, MACARIO (1) publie plusieurs études sur les hallucinations, dans lesquelles il étudie les rapports de ces hallucinations avec les rêves, avec le délire qu'elles sont capables d'engendrer.

Un peu plus tard, DELASIAUVE (2), en 1851, entrevoit encore quelques rapprochements entre la confusion mentale stupide et le rêve. Il paraît même pressentir l'analogie qui existe entre le rêve et certaines psychoses toxiques, en particulier le délire alcoolique, si magistralement étudié dans la suite par CH. LASÈGUE.

Nous arrivons maintenant à une période beaucoup plus fertile en résultats, non seulement parce que les auteurs qui se sont occupés de la question avaient déjà derrière eux tout le bagage scientifique préparatoire de leurs prédécesseurs sur ce sujet, mais aussi parce qu'une lueur toute nouvelle est venue éclairer la pathogénie du délire de rêve, nous voulons parler de *l'intoxication*.

MAURY (3) consacre dès cette époque deux mémoires importants à prouver l'analogie qui existe pour lui entre les phénomènes du rêve et ceux de l'aliénation mentale. Il ne fait, dans ce travail, aucune allusion à l'intoxication, il est

(1) MACARIO. — Des hallucinations. Paris, 1846.
— Des rêves considérés sous le rapport physiologique et pathologique. *Ann. méd.-psychol.*, 1846.
— Du sommeil, des rêves et du somnambulisme dans l'état de santé et dans l'état de maladie. *Ann. méd.-psychol.*, 1858.
— Des rêves morbides. *Gaz. méd. de Paris*, 1889, n° 8.
(2) DELASIAUVE. — Du diagnostic différentiel de la lypémanie. *Ann. méd.-psychol.*, 1851.
(3) MAURY. — Analogies des phénomènes du rêve et de l'aliénation mentale. *Ann. méd.-psychol.*, 1853, V.
— Nouvelles analogies des phénomènes du rêve et de l'aliénation mentale. *Ann. méd.-psychol.*, 1853, VI.

vrai. Cependant il mérite de faire partie de cette période toute moderne de progrès avec un autre livre (1) qu'il a publié en 1878. Dans cet ouvrage, MAURY étudie surtout le rêve chez l'homme sain ; mais il le fait avec une telle méthode rigoureuse, une telle sagacité d'observation et d'expérimentation qu'on peut le considérer comme ayant enseigné à ceux qui l'ont suivi la manière de faire à cet égard. C'est lui qui a étudié et nommé cet état tout particulier, intermédiaire à la veille et au sommeil, l'*état hypnagogique*. De plus, MAURY n'était pas sans faire quelques incursions dans le domaine pathologique. Particulièrement sujet lui-même aux hallucinations de l'état hypnagogique ou du sommeil, il remarque leur fréquence plus grande en cas de maladie ou simplement d'indigestion, et il n'était pas bien éloigné de leur attribuer une origine morbide. Il insiste même sur l'influence que l'état du tube digestif peut avoir sur les rêves, et, confirmant d'ailleurs une idée hippocratique et reconnue par tous, il rapporte, au cours de son livre, plusieurs observations d'un embarras gastrique, même léger, déterminant la production de cauchemars pénibles.

Un peu plus tard, le professeur DAMASCHINO (2) avait l'occasion d'observer des cas de délire onirique chez deux enfants atteints de pneumonie lobaire du sommet. Au moment où ils se réveillaient, ils semblaient continuer un rêve commencé, et demandaient avec insistance que l'on fît disparaître des voleurs et des gendarmes cachés dans un coin de la chambre qu'ils désignaient expressément.

Puis parut la série des importants travaux de LASÈGUE

(1) MAURY. — Le sommeil et les rêves, Paris, 1878.
(2) In DEBAKER. — Thèse de Paris. 1881, page 96.

sur l'alcoolisme aigu et chronique, et sur les désordres cérébraux qui en sont la conséquence, et dans un mémoire qu'il publiait en 1881 (1), dont le titre seul : *Le délire alcoolique n'est pas un délire, mais un rêve*, équivaut à une profession de foi, le célèbre clinicien écrivait ceci: Aucun délire alcoolique, l'ivresse exceptée, qui a ses symptômes, son évolution, sa pathogénie à elle, n'éclate brusquement. *Tous les autres délires sont préparés par des rêveries de durée variable*. — Ainsi, Lasègue est le premier qui, après avoir nettement établi les rapports entre les rêves et certaines conceptions délirantes, montre l'influence que l'intoxication, ici l'intoxication alcoolique, peut avoir sur la genèse du délire lui-même, sans d'ailleurs tenter d'en rechercher le mécanisme intime. N'ayant étudié que l'influence nocive de l'alcool sur le fonctionnement cérébral, il va même, dans un mémoire ultérieur (2), jusqu'à considérer le délire de rêve, *le rêve prolongé*, comme un symptôme presque *caractéristique* de l'alcoolisme chronique. Après lui, beaucoup d'auteurs se sont efforcés de montrer que toutes les intoxications pouvaient, en réalité, produire le même effet. Moreau (de Tours) l'avait déjà prouvé en ce qui concerne les narcotiques et en particulier le hachisch (3).

Avec l'étude de l'influence des intoxications microbiennes ou digestives sur la production et sur l'évolution du délire de rêve, nous entrons dans une phase nouvelle. En première ligne, il faut citer le nom de M. Klippel qui, dès 1892, et dans toute une série de travaux parus

(1) Lasègue. — Le délire alcoolique n'est pas un délire, mais un rêve. *Arch. gén. de méd.*, 1881.

(2) Lasègue. — Le sommeil. *Études médicales*, tome I, page 428, Paris, 1884.

(3) Moreau (de Tours). — Le hachisch. 1845.

depuis cette époque, n'a cessé d'établir par des observations probantes l'origine auto-toxique du délire de rêve.

Dans un mémoire sur le rôle du foie dans les maladies mentales et sur la folie hépatique, publié en 1892 (1), M. Klippel admet et prouve que l'alcool agit de deux façons sur le cerveau : directement d'abord, indirectement ensuite, par les lésions qu'il a provoquées dans le foie et accessoirement dans le rein. Il affirme ainsi, le premier, l'intervention de l'auto-intoxication dans la pathogénie du délire alcoolique.

Au Congrès de médecine mentale de La Rochelle, en 1893 (2), le même auteur, étudiant les lésions du délire alcoolique chronique, revient encore sur la place très importante qu'il faut réserver à l'auto-intoxication. Il la reconnaît dans l'accès subaigu, dans le *delirium tremens*, et rapporte deux cas danslesquels une altération profonde et généralisée du parenchyme hépatique (dégénérescence graisseuse, avec cirrhose embryonnaire) entraînait une insuffisance notable de la fonction hépatique. Il la montre aussi dans le délire dû à l'intoxication chronique par l'alcool, et aux lésions hépatiques, il ajoute les lésions rénales.

« Dans le délire alcoolique chronique ou subaigu, l'auto-intoxication paraît jouer un rôle encore bien plus important. Les rêves prolongés, les hallucinations, le délire, se lient souvent à un trouble survenu dans les fonctions gastro-hépatiques. Les autopsies nous ont, de plus, dé-

(1) M. Klippel. — De l'insuffisance hépatique dans les maladies mentales. De la folie hépatique. *Arch. gén. de méd.*, 1892.

(2) M. Klippel. — Communication au Congrès de Médecine mentale de La Rochelle, août 1893. — Du délire des alcooliques, *Mercredi médical*, octobre 1893.

montré que, chez tout alcoolique ayant eu du délire, il existe des lésions diverses du foie, mais intéressant toujours la cellule hépatique elle-même, avec ou sans cirrhose, et, secondairement, des lésions rénales (1). »

M. Klippel admet la prédisposition vésanique du sujet, tenant soit à son hérédité particulière, soit à ses maladies antérieures ; il admet aussi, et décrit les lésions rénales, mais *c'est la lésion du foie qu'il place en tête de toutes les notions pathogéniques*. Le foie à lui seul peut créer le délire. « Le délire, sous forme de rêve prolongé, d'hallucination et d'illusion, éclate sous l'influence du moindre trouble digestif, d'une auto-intoxication, d'une poussée aiguë de gastrite alcoolique, d'un traumatisme, etc. La congestion partielle de l'encéphale semble être la lésion surajoutée qui commande ces formes. Le foie est toujours altéré dans ce cas. » — « Un malade délire comme prédisposé, il délire comme atteint de lésions cérébrales créées par l'alcool, mais il délire surtout comme frappé dans son foie devenu insuffisant. Le pronostic de sa maladie, et son traitement relèvent de l'état de la cellule hépatique (2). »

Enfin, dans un autre mémoire publié en 1897 (3), et que nous retrouverons au chapitre suivant, M. Klippel s'est attaché à établir et à compléter la part exacte de ce qui revient au foie dans la pathogénie du délire d'auto-intoxication.

Bientôt après, d'autres auteurs accumulaient des faits,

(1) M. Klippel. — *Mercredi médical*, octobre 1893.
(2) M. Klippel. — De l'origine hépatique de certains délires des alcooliques. *Ann. méd.-psychol.*, 1894.
(3) M. Klippel. — Délire et auto-intoxication hépatique. *Revue de psychiatrie*, n° 9, sept. 1897.

étudiaient de nouvelles observations, et c'est ainsi que MM. Régis, Artigues, Chaslin, Feray, Joanny Roux, Francotte, Marandon de Montyel, Sante de Sanctis (1) contribuaient à entretenir la lumière nouvelle qui jaillissait sur les données étiologiques, pathogéniques et cliniques que l'on possédait sur la question.

Plus récemment encore, M. Régis et son élève Pichon sont revenus sur l'influence de l'auto-intoxication sur les conceptions délirantes et sur les caractères cliniques du délire de rêve, et affirment de plus en plus la forme tout au moins aiguë du délire onirique.

Dans plusieurs mémoires importants, M. Régis définit et précise les conditions du trouble mental qu'il nomme délire onirique. Il décrit sous le nom d'*onirisme* l'état particulier de l'individu en proie à un rêve prolongé, et explique ainsi son appellation :

« Nous entendons par onirisme *un état d'automatisme cérébral analogue au rêve, mais à un rêve extériorisé*. Cet onirisme peut être nocturne, et il consiste alors en troubles du sommeil, rêves, cauchemars, illusions et hallucinations, surtout de la vue, mobiles, changeantes, professionnelles ou terrifiantes, excitation, délire. C'est un premier degré dans lequel les phénomènes morbides n'apparaissent que le soir pour disparaître chaque fois au réveil. A un degré plus marqué, *l'onirisme se prolonge dans la journée*, et se mêle, en proportions variables, à la réalité éveillée qu'il domine complètement dans certains cas (2). »

(1) Pour tous ces auteurs, cf. *Bibliographie*.

(2) E. Régis. — Les psychoses d'auto-infection. *Archives de neurologie*, 1899, p. 283.

M. Régis étudie parfaitement, et montre d'une façon très claire quel rôle peut jouer sur la production du délire onirique l'intoxication quelquefois hétérogène, plus souvent endogène. La cause de ce délire résidait autrefois exclusivement dans l'hystérie. Lasègue a élargi le cadre étiologique pour y faire rentrer l'intoxication due à l'alcoolisme chronique, et M. Klippel incrimine l'auto-intoxication d'origine hépatique. M. Régis met en cause les intoxications microbiennes. « Je poursuis actuellement, écrit-il, et depuis longtemps, l'étude clinique du délire dit fébrile ou infectieux, dont l'observation a échappé, dans une certaine mesure, à l'attention des aliénistes, en raison du milieu hospitalier où il évolue, et ce qui m'a frappé le plus jusqu'à ce jour, c'est que *ce délire est une sorte de rêve*, allant, suivant son degré d'intensité, depuis le rêve immobile et muet jusqu'au rêve d'action, en passant par le rêve simplement parlé. » — Et plus loin : « Ainsi, pour nous, *le délire des infections et des auto-intoxications est un délire de rêve...* Mais il y a plus. Notre opinion est qu'il ne s'agit pas là d'un rêve ordinaire, mais d'un rêve pathologique, somnambulique, d'une sorte d'état second analogue à celui de l'hypnose (1). » Ici apparaît une nouvelle conception pathogénique, l'hypnose, l'auto-suggestion dont nous aurons encore à parler, et que nous développerons plus loin. La conclusion que tire de cela M. Régis, et à laquelle nous adhérons pleinement, c'est que le délire de rêve somnambulique, ou délire onirique, constitue la caractéris-

(1) E. Régis. — *Loc. cit.*, page 290.

tique des psychoses d'auto-intoxication, et par suite de la confusion mentale.

Plus récemment (1898), le même auteur, dans différents travaux publiés soit par lui, soit par ses élèves et sous son inspiration, a tenté de différencier les vésanies pures et les délires toxi-infectieux.

Pour lui, nous l'avons vu, les délires toxi-infectieux, au moins dans leur forme habituelle, sont essentiellement des délires de rêve ou oniriques. Ils naissent en effet la nuit, dans l'état hypnagogique, sont constitués par des associations automatiques et hallucinatoires d'images et de souvenirs antérieurs ; *lorsque, à un degré plus avancé, ils persistent le jour, c'est par une sorte de continuation diurne du rêve qui s'est prolongé après un réveil resté incomplet* (1).

Et il nous semble qu'il ne faut pas entendre ici par le mot rêve le rêve ordinaire, banal, habituel, le rêve uniquement nocturne, consistant, comme dit Littré, en une combinaison involontaire d'images ou d'idées souvent confuses, parfois très nettes et très suivies, qui se présentent à l'esprit pendant le sommeil. Nous devons au contraire prendre le mot rêve dans un sens beaucoup plus général. M. Régis avait déjà vu une partie de cette nouvelle acception plus large du mot, lorsqu'il reconnaît que *le rêve de l'alcoolisme ou des auto-intoxications n'est pas le rêve du sommeil normal, mais celui du sommeil pathologique, du somnambulisme, au sens clinique et médical du mot.*

Il y a en effet presque toujours une différence essen-

(1) E. Régis. — Note sur les délires d'auto-intoxication et d'infection. *Presse médicale*, 1898, II, n° 64.

tielle entre ces deux ordres de rêve. Dans le rêve habituel, l'individu assiste le plus souvent en spectateur absolument détaché à l'action qui se passe devant lui ; il est témoin, non acteur, ou si parfois il semble se mêler au rêve, ce n'est que de loin. Sa cénesthésie est peu intéressée. Dans les cauchemars, cependant, le rêveur prend une part active au tableau qui se déroule devant lui ; il en est même souvent le personnage principal. Mais là, déjà, la question se complique, et il semble qu'on soit alors ici en droit d'invoquer un autre facteur, le plus souvent l'auto-intoxication d'origine gastro-intestinale, et surtout hépatique.

C'est qu'en effet le rêve infectieux est le plus souvent un rêve cénesthésique. L'individu est alors acteur, et non spectateur ; il est maître ou esclave, poursuivi ou poursuivant, victime ou assassin, mais presque toujours c'est autour de lui que tourne le drame ou la scène. Cette part qu'il prend à l'action se traduit parfois pendant le sommeil par des paroles, des murmures, des cris, et *aussi des gestes*. Absolument comme cela se passe au réveil du sommeil somnambulique, ces dormeurs ne conservent au réveil qu'un souvenir confus, parfois absolument effacé de leur rêve. Mais ce rêve somnambulique peut se continuer au réveil, au pseudo-réveil, allions-nous dire. Il y a continuité entre l'accès de somnambulisme nocturne et l'accès de somnambulisme diurne ; il n'y a de réveillés que les organes de la vie végétative, le système de relation ; *en ce qui concerne le point spécial du rêve nocturne* continue à subir l'accès qui s'est emparé de lui.

M. Régis a pu obtenir de cette manière d'expliquer les faits une preuve indéniable. Il s'est demandé si les délirants auto-toxiques avec amnésie de leur crise n'étaient pas susceptibles de recouvrer, par l'état d'hypnose, le souvenir perdu de leur rêve prolongé. Et, expérimentant sur plusieurs malades, les uns alcooliques, les autres absolument indemnes de toute habitude éthylique, mais en proie à une autre sorte d'intoxication, il put, en les plaçant en état d'hypnose, déterminer chez eux exactement le même rêve d'action que celui de leur délire.

Enfin, poussant encore plus loin les investigations, il faut aussi faire rentrer dans la même catégorie, au point de vue spécial qui nous occupe, les rêves ou plutôt les rêveries qu'on se suggestionne à soi-même, soit par la répétition de l'acte qui les fait naître, soit par l'effet continuellement suivi de la pensée ou de l'imagination sur une idée toujours la même dans un cerveau prédisposé et intoxiqué. Et cette nouvelle façon d'interpréter le rêve va nous élargir considérablement l'horizon en amenant en scène un nouveau facteur, l'hallucination.

Comme l'ont montré Brierre de Boismont (1), James Sully (2), Binet (3), Chaslin (4), l'esprit entièrement occupé d'une idée, complètement pris par les différents aspects de cette idée, à moitié somnolent dans les périodes pré ou post-somniales, attribue aux objets une valeur qu'ils n'ont pas. Cette idée n'est pas nouvelle, et déjà en 1846, Macario (5) écrivait : « On a vu des rêves continuer

(1) Brierre de Boismont. — Des hallucinations. Paris, 1845.
(2) James Sully. — Les illusions des sens et de l'esprit. Paris.
(3) Binet. — Psychologie du raisonnement. Paris, 1886.
(4) Chaslin. — Du rapport du délire et des hallucinations. *Ann. méd.-psychol.*, 1890.
(5) Macario. — Des hallucinations. Paris, 1846.

chez des personnes éveillées, et se transformer en hallucination. » — En effet, si l'on veut bien se rappeler ce qui se passe dans notre esprit au réveil, dans cet état de demi-somnolence, de rêvasserie, pendant lequel, abdiquant toute espèce de puissance sur la formation de nos idées, nous les laissons vagabonder à leur aise, et pour ainsi dire aller là où bon leur semble, on comprendra que MOREAU (de Tours) ait pu écrire : « Dans l'état normal, c'est-à-dire dans notre état de puissance réflective et de parfaite indépendance de *self-power*, suivant l'énergique expression anglaise, nous voyons ces idées se jouer dans notre esprit comme si elles nous étaient en quelque sorte étrangères ; la moindre impulsion partie de notre volonté les faits varier à l'infini, comme les images du kaléidoscope que notre main agite. Mais que cette puissance intellectuelle dont nous parlions tout à l'heure vienne à s'affaiblir, à s'annihiler même complètement, passagèrement ou d'une manière permanente, et tout aussitôt cette pensée, ce rêve, qui ne faisait que traverser notre esprit, est transformé en conviction, en croyance fixe, *objectivé en hallucination*, parce que la réflexion, guidée par la conscience interne, ne vient pas la combattre, l'accuser d'imposture, et la faire rejeter. »

Physiques ou morales, les causes morbides ont pour résultat immédiat d'ébranler d'une manière plus ou moins brusque les facultés intellectuelles, en exagérant leur action, autrement dit, en les surexcitant. Antérieurement à toute idée fixe, il a existé cet état d'excitation générale des facultés intellectuelles, cette agitation confuse, rapide des idées, cette espèce de mouvement oscillatoire de l'action nerveuse qui caractérise la tendance hallucinatoire.

On pourra faire à notre manière de voir deux objections importantes.

Tout d'abord, est-il possible de comparer un individu qui rêve, c'est-à-dire qui repose sans mouvement, sans vie psychique apparente, dans un sommeil plus ou moins profond, — et les travaux de VASCHIDE(1) semblent prouver que les songes se montrent de préférence pendant la période la plus marquée du repos nocturne, — est-il possible de comparer ce rêveur à cet autre individu qui est en proie à des hallucinations, qui délire, c'est-à-dire qui se livre à des paroles et à des actes extravagants, qui parle et qui agit comme une personne à l'état de veille et n'en diffère que par le trouble apporté à la direction d'un certain nombre de ses idées ?

M. PICHON (2) avait déjà prévu cette objection à laquelle il s'efforce de répondre. Pour lui, *dès que le sommeil naturel est troublé, il y a tendance à intervention de l'acte.* Le rêve réagit par des manifestations actives, c'est ce qui se produit dans le cauchemar, dans le rêve fébrile ; le dormeur peut se lever, agir, accomplir des actes plus ou moins désordonnés ou raisonnables, et c'est précisément cet état qui constitue le somnambulisme.

Admettant maintenant qu'il n'y ait pas de distinction, ou plutôt qu'il y ait un enchaînement continu entre le rêve, le somnambulisme et le délire, comment peut-il alors se faire que cet individu qui délire, cet halluciné, ait souvent des idées bien supérieures à son intelligence ordinaire ?

(1) VASCHIDE. — Recherches expérimentales sur les rêves. *Compte-rendus de l'Académie des sciences*, juillet 1899.

(2) PICHON. — Contribution à l'étude des délires oniriques ou délires de rêve. Délires infectieux et toxiques. Thèse de Bordeaux, 1896-97.

Macario (1) a montré que, pour donner naissance à une idée donnée, il faut que l'activité cérébrale soit portée à un degré déterminé ; et pour produire une conception élevée, cette même activité doit être portée à un degré supérieur. Or, dans certains cas particuliers, il peut arriver que l'encéphale éprouve la première fois des modifications très profondes d'où jailliraient des pensées sublimes et méconnues, pensées qui ont leurs racines dans le souvenir, il est vrai, mais qui se développent d'une manière inaccoutumée et extraordinaire. Ces pensées n'étaient qu'en germe, mais la modification moléculaire profonde du cerveau les a fécondées et amplifiées.

Pour terminer cette longue revue historique et critique, il nous faut maintenant rappeler les mémoires tout récents publiés sous l'inspiration de M. Klippel sur le délire de rêve dans les infections aiguës.

Dans un travail de Lopez, en collaboration avec M. Klippel (2), les auteurs étudient les rapports qui existent entre le rêve prolongé et les infections aiguës, et nous ne pouvons mieux faire, pour comprendre l'idée générale de ces pages, que d'en rapporter la conclusion. « Bien des caractères du rêve des alcooliques chroniques et du délire qui peut en être la conséquence, se reproduisent au cours des infections, aussi bien, d'ailleurs, que dans d'autres maladies toxiques ou névropathiques. Sans doute, il faut reconnaître que, par leur évolution chronique et lente, par leurs localisations gastriques et cérébrales, les lésions

(1) Macario. — *Loc. cit.*

(2) Klippel et Lopez. — Du rêve et du délire qui lui fait suite dans les infections aiguës. *Revue de Psychiatrie*, n° 4, avril 1900.

de l'alcoolisme entraînent des symptômes cérébraux quelque peu différents de ceux de l'infection aiguë. Mais où les deux états sont réunis, c'est par l'intoxication d'origine gastrique, hépatique, rénale, etc., qui placent en continuelle imminence de rêve ou de délire un grand nombre d'alcooliques chroniques. Et c'est à des intoxications analogues que nous devons rapporter le rêve et le délire qui en est la conséquence dans les maladies infectieuses. Ainsi pourraient s'expliquer les analogies de symptômes que nous venons de constater. »

La thèse de LOPEZ (1), parue la même année, est une étude sur le même sujet, et apporte quelques observations nouvelles. Enfin, nous-même avons publié avec M. KLIPPEL deux observations de rêve prolongé, l'une (2) portant sur un délire onirique à l'état aigu, extrêmement caractéristique dans ses symptômes et son évolution parallèle à celle d'une intoxication gastro-intestinale, type très net des rapports qui unissent le délire de rêve avec les auto-intoxications et les infections provenant du mauvais fonctionnement de certains viscères, — l'autre, plus récente (3), portant sur un délire de rêve à l'état chronique, dont nous tenterons à nouveau d'affirmer l'existence au cours de ce travail.

(1) LOPEZ. — Du rêve et du délire qui lui fait suite. Thèse de Paris, 1900.

(2) KLIPPEL et TRENAUNAY. — Un cas de rêve prolongé d'origine toxi-infectieuse. *Revue de Psychiatrie*, n° 6, juin 1900.

(3) KLIPPEL et TRENAUNAY. — Délire systématisé de rêve à rêve. *Revue de psychiatrie*, n° 4, avril 1901.

CHAPITRE III

Pathogénie.

Pour que le délire de rêve prolongé puisse se produire, soit à l'état aigu ou subaigu, soit, comme nous le verrons aussi, à l'état chronique, il faut que les cellules mentales soient lésées, que leur constitution moléculaire, ou, tout au moins, leur puissance dynamique présente une altération. Cette altération paraît être certaine, quoique l'état actuel de la science ne permette pas encore parfaitement de les déceler, et à ce sujet beaucoup d'hypothèses sont vraisemblables. Mais cette altération cellulaire, cette lésion virtuelle, si l'on veut, doit, en ce qui nous occupe, reconnaître une double origine, la prédisposition et la cause occasionnelle.

Dans l'immense majorité des cas, aussi bien pour le délire alcoolique que pour le rêve prolongé à l'état aigu, l'existence de cette *prédisposition* a été démontrée. Et il est facile de reconnaître qu'elle ne fait pas défaut dans les observations que nous rapportons dans notre travail. C'est d'abord un fond de débilité mentale, d'hérédité nerveuse, s'étant traduit chez les ascendants par tous les troubles psychiques possibles, hystérie, épilepsie, mélancolie, manie, ou même simple énervement, simple tournure spéciale d'esprit difficile à préciser, et que tout le monde sait reconnaître et déterminer en disant de quelqu'un : « il a quelque chose. »

La prédisposition nerveuse, au lieu de se montrer sous cette forme pour ainsi dire impondérable, car les lésions histologiques qu'on peut rencontrer dans les cellules cérébrales ne sont pas comprises de la même façon, ni même admises par tous les auteurs, peut aussi se manifester sous un aspect plus palpable, et se traduire par des accidents somatiques tels que névrite, zona, etc. Dans la même classe, enfin, et agissant suivant le même processus, c'est-à-dire créant en somme chez l'individu un lieu de moindre résistance, il faut faire rentrer aussi les diverses altérations séniles de l'organisme, et en particulier l'athérome, par l'intermédiaire des lésions cérébrales qui l'accompagnent.

L'athérome, en effet, s'attaquant au courant circulatoire, affecte bien plus que toute lésion d'un autre système particulier la totalité des tissus de l'individu, et principalement le système si délicat des centres nerveux. Quoi d'étonnant si le délire de rêve se présente avec une fréquence assez grande chez les vieillards, chez ces individus dont les cellules nerveuses, déjà rendues paresseuses par l'usure, par l'âge, sont encore, du fait de l'athérome, mal nourries, et par conséquent entravées dans leur fonctionnement naturel.

Et c'est sur ce fond tout particulièrement apte à recevoir les impressions morbides que va pouvoir agir fortement et librement *la cause occasionnelle.*

Cette cause, beaucoup plus importante au fond que la prédisposition qui reste toujours vague et très générale, peut elle-même se présenter sous des aspects extrêmement variés. Tantôt elle se montrera sous la forme d'un traumatisme physique, par exemple une chute ou un coup sur la tête, une lésion accidentelle portant sur le tronc et les membres. Tantôt, ce sera une cause d'ordre tout moral ou psychique, une mauvaise nouvelle, un chagrin violent qui, agissant sur des cellules nerveuses précédemment altérées, servira de point de départ au délire. Quelquefois il suffira d'un simple fait extrinsèque, d'une cause physique parfois inappréciable, pour faire naître des conceptions délirantes sur un organisme prédisposé. Mais, le plus souvent, la cause efficiente, la véritable raison déterminante sera *une intoxication du sujet*, rarement hétérogène, le plus souvent, au contraire, venue de lui-même, *auto-intoxication* due à la résorption de ptomaïnes physiologiques ou de toxines microbiennes, ou mieux, *relevant de l'auto-intoxication hépatique*.

Il est à l'heure actuelle parfaitement démontré quelle influence peuvent avoir sur le fonctionnement cérébral les intoxications de toutes sortes. Cette influence a été entrevue depuis fort longtemps, et tout le monde connaît les substances narcotiques et les liqueurs fermentées avec lesquelles l'Oriental et l'Européen recherchent soit le plaisir, l'ivresse et l'excitation, soit aussi le simple oubli des peines de la vie, l'oubli des tristesses, des chagrins et de la misère. Déjà, vers le milieu du XVe siècle, R. DE VIEUSSENS avait reconnu cette action nocive des fermentations gastriques. Pour expliquer le mécanisme des phénomènes de l'hypocondrie, DE VIEUSSENS s'empresse d'assurer que les aigreurs, les flatuosités dont se plaignent les hypocondriaques tiennent à la fermentation de levains impurs contenus dans l'estomac.

En 1845, Calmeil (1) reconnaît explicitement, et par la simple observation, l'influence que pouvaient jouer sur le fonctionnement de l'idéation soit les intoxications, soit même, avant de les connaître, les toxines microbiennes. « Les hallucinations... peuvent éclater sous l'influence d'une maladie du ventre (auto-intoxication), de la poitrine (toxines microbiennes), ou d'une sorte d'intoxication produite par les substances narcotiques. »

Lasègue avait bien vu quels rapports étroits existaient entre les conceptions délirantes de l'intoxication alcoolique chronique et le rêve, et, dans un mémoire très remarquable, il combattait déjà victorieusement pour cette théorie, donnant à son travail, pour mieux frapper l'esprit du lecteur, le titre que nous lui connaissons déjà : « *Le délire alcoolique n'est pas un délire, mais un rêve* (2). » Et pour nous fournir des preuves de la parenté stricte qui relie le rêve au délire alcoolique, Lasègue nous montre, dans un certain nombre d'observations, que souvent, très souvent, la systématisation du délire chez l'alcoolique, au sortir du sommeil, vient de la continuation, de l'épanouissement, comme dit Max-Simon (3), en quelque sorte, des incohérences de son rêve déterminées par l'intoxication elle-même. L'alcoolique commence son délire dans son rêve, pendant son sommeil, et le continue au réveil, alors que les autres aliénés, mélancoliques, paralytiques généraux, maniaques, persécutés, trouvent dans le sommeil une trêve à leur délire.

Mais c'est à M. Klippel que revient le mérite d'avoir

(1) Calmeil. — *Loc. cit.*
(2) Lasègue. — *Archives générales de médecine*, 1881.
(3) Max-Simon. — Le monde des rêves. Paris, 1882.

étendu les données de Lasègue et d'avoir étudié avec méthode le rôle de l'auto-intoxication dans la pathogénie des délires de rêve. Dès 1892 (1), M. Klippel, en ce qui concerne le délire alcoolique, montrait la sorte de dédoublement de l'action nocive de l'alcool sur le cerveau. L'alcool agit directement sur les cellules cérébrales ; cela est certain, et le résultat en est l'accès d'ivresse, l'ivresse aiguë. Mais aussi l'alcool agit sur le foie, non pas seulement sur le tissu conjonctif, mais sur la cellule hépatique elle-même. Le foie devient alors pour l'organisme une source de toxines dont l'élimination est difficile par suite de la coexistence de lésions rénales, et qui, par conséquent, se répandent dans tous les tissus, et agissent sur l'encéphale. M. Klippel reconnaît trois modes d'influence de l'auto-intoxication sur la genèse et la forme des troubles psychiques :

1° — Les troubles hépatiques n'ont qu'une action douteuse sur le délire. L'auto-intoxication n'a donc ici, comme dit plus tard M. Séglas (2), que la valeur d'une cause occasionnelle banale. Elle ne crée pas les accidents délirants, elle n'est à leur égard qu'un simple agent provocateur, et ne modifie en rien leur physionomie.

2° — La lésion du foie peut prendre une importance réelle dans la pathogénie des troubles mentaux ; elle peut entretenir et développer le délire, corroborer l'action d'autres agents toxiques ou toxi-infectieux. L'auto-intoxication joue donc ici un rôle plus actif. Elle

(1) M. Klippel. — De l'insuffisance hépatique des maladies mentales. De la folie hépatique. *Arch. gén. de méd.* 1892.

(2) J. Séglas. — Auto-intoxication et délire. *Presse médicale*, 1898, II, n° 107.

ne crée pas encore le désordre psychique, elle n'en détermine pas les formes essentielles, mais son action est puissante pour modifier quelque peu la marche et le tableau clinique habituels.

3° — Enfin, les lésions du foie peuvent être primitives et causer des troubles cérébraux qui ne se seraient pas montrés sans elles. Ici l'auto-intoxication joue un rôle prépondérant. Elle provoque et crée les accidents délirants, et leur impose un aspect clinique particulier

Dans un mémoire ultérieur (1), M. Klippel revient encore sur la part considérable et prédominante du foie dans la genèse du délire par auto-intoxication. Rapportant à ce sujet de nouveaux faits, il ajoute : « N'est-il pas logique de supposer qu'en dehors de tout alcoolisme le délire, dans une maladie créant par elle-même l'auto-intoxication hépatique, puisse revêtir la même forme clinique qu'il a chez l'alcoolique lui-même? Il n'est pas très rare, on le sait, de voir la dyspepsie des névropathes s'accompagner de rêves très analogues à ceux des alcooliques. Or, entre le rêve et le rêve prolongé à l'état de veille, qui constitue la forme habituelle du délire subaigu des alcooliques, il y a déjà des analogies. Mais il y a bien plus : Waller a pu décrire le syndrôme du *delirium tremens* dans la granulie, et Régis a pu décrire celui du délire alcoolique où tout alcoolisme aigu chez un sujet a dû être dûment et absolument écarté. D'ailleurs nous apportons nous-même une observation de rêve prolongé chez un malade que nous avons pu étudier dans le service de M. Klippel, malade qui depuis sept

(1) M. Klippel. — Délire et auto-intoxication hépatique. *Revue de psychiatrie*, n° 9, sept. 1897.

ans ne buvait que de l'eau, et qui était par conséquent indemne de toute tare alcoolique.

Bien d'autres travaux sont, depuis, venus confirmer cette manière de voir, parmi lesquels il faut citer ceux de MM. Séglas, Faure (1), Joanny Roux, Pichon. M. Joanny Roux (2), étudiant sur lui-même, d'après ses souvenirs et les renseignements certains fournis par les médecins qui le soignaient, un délire survenu au cours d'un érysipèle grave, aboutit aux mêmes conclusions, et écrit à la fin de son article : Le délire fébrile peut, dans tous les cas, être assimilé à un rêve se produisant à l'état de veille et se mélangeant à des doses diverses à la réalité extérieure.

M. Pichon (3) (de Bordeaux), élève de M. le professeur Régis, présente, en une thèse très étudiée et très documentée, un grand nombre d'observations concluantes. Répondant d'abord à M. Ladame, de Genève, qui disait en 1890 : La distinction entre le délire fébrile et celui de la folie est purement artificiel ; — à M. Toulouse, qui écrivait en 1893 : Il n'y a pas de démarcation nette entre le délire vésanique et le délire symptomatique d'une affection ressortissant à la pathologie interne, — M. Pichon affirme et prouve, avec des arguments certains, la distinction entre les deux délires. Il a soin ensuite de montrer, dans chacune des observations qu'il rapporte, l'influence de l'état fébrile sur les conceptions délirantes, le paral-

(1) Séglas, Faure. Cf. *Bibliographie.*

(2) Roux. — Contribution à l'étude du délire des affections fébriles. *Province médicale*, 1897, page 246.

(3) Pichon. — Contribution à l'étude des délires oniriques ou délire de rêve. Délires infectieux et toxiques. Thèse de Bordeaux. 1896-97.

télisme qui existe entre les manifestations infectieuses et les manifestations cérébrales.

Enfin, dans l'observation que nous avons publiée avec M. Klippel (1), nous avons également insisté sur ce fait que la confusion mentale générale, caractéristique du délire de rêve à l'état aigu, est en relation étroite non seulement avec l'auto-intoxication elle-même, mais avec le degré de cette auto-intoxication : cauchemar, rêve prolongé à l'état de veille, confusion mentale surajoutée représentant de la sorte toutes les étapes du poison agissant sur l'encéphale. « *L'examen de la langue nous indiquait par avance l'état cérébral du malade* dans les moments lucides, l'état saburral nous faisait prévoir la prolongation du délire, et celui-ci n'a pris fin que lorsque la langue est redevenue normale. »

(1) Klippel et Trenaunay. — Un cas de rêve prolongé d'origine toxi-infectieuse. *Revue de psychiatrie*, n° 6, juin 1900.

CHAPITRE IV

Rêve prolongé à l'état aigu.

Le délire de rêve à l'état aigu se montre, nous l'avons vu, au cours des infections ou des auto-intoxications. Mais il peut se présenter aux différentes périodes de la maladie, et ses caractères varient notablement suivant qu'on le considère à l'une ou l'autre des phases de l'évolution infectieuse. Au début, le rêve apparaît comme un trouble passager et ne persistant jamais après le réveil sous la forme de rêve prolongé à l'état de veille, ainsi que cela se produit en dehors de tout alcoolisme, à d'autres phases de la maladie (1). C'est, en somme, le cauchemar. A une période un peu plus avancée de l'infection, le rêve commence à se prolonger au réveil, à s'extérioriser sous forme de rêvasseries continues, bientôt de délire tranquille. Puis, l'auto-intoxication arrive à son maximum, et apparaît cet état mental particulier que DELASIAUVE a décrit un des premiers sous le nom de confusion mentale, réhabilitée depuis et surtout par CHASLIN aux dépens de l'ancienne stupidité. C'est encore le rêve prolongé de LASÈGUE. Enfin, dans quelques cas, l'auto-intoxication agit d'une manière un peu différente sur les cellules cérébrales ; il est à remarquer que si le rêve tend à s'effacer, le délire

(1) KLIPPEL ET LOPEZ. — *Loc. cit.*

prend une forme particulière. Le souvenir du rêve peut survivre pendant très longtemps au rêve lui-même, se traduire par une sorte de délire subaigu, et constituer alors ce que BAILLARGER a bien étudié sous le nom d'idée fixe.

A la période prodromique, le rêve, ou plutôt le cauchemar, existe très souvent, mais il est plus rare que, à l'état de veille, il se continue par un délire. L'imprégnation des cellules cérébrales n'est pas encore suffisante pour amener une perturbation durable dans leur fonctionnement. Il en est de même à la période de début des affections aiguës. Cependant, même à ces deux époques, le délire de rêve peut se présenter et revêtir presque la totalité des caractères qu'il aura dans la suite. Les anciens auteurs fondaient même beaucoup de conclusions sur la forme des rêves ; ils en tiraient des éléments de pronostic qu'ils considéraient comme très importants et qui même se réalisaient quelquefois. CULLEN, DOUBLE, RICHTER, MACARIO, BAILLARGER, CORVISART, BROUSSAIS, RICHERAND (1) citent de nombreux exemples dans lesquels des songes ont pu servir à prévoir, même à lointaine échéance, l'explosion d'une maladie, ou à caractériser son existence conjointement avec les autres symptômes, de sorte qu'en réalité ils acquéraient ainsi la valeur de signes pronostiques et diagnostiques. GALIEN, d'après LOPEZ (2), a observé un homme qui, après avoir rêvé qu'il avait une jambe de pierre, fut frappé un peu plus tard d'une paralysie du même côté. Le fait est fréquent surtout lorsqu'il s'agit d'une affection du cœur ou des gros vaisseaux,

(1) Pour tous ces auteurs, cf. *Bibliographie*.
(2) LOPEZ. — *Loc. cit.*

très souvent accompagnée de songes pénibles. MACARIO cite une jeune femme de sa clientèle, qui, prise de palpitations après une série de rêves angoissants, mourut d'une maladie de cœur. M. FÉRÉ (1) a rapporté à la Société de Biologie le cas d'une jeune fille hystérique qui serait devenue paraplégique à la suite d'un songe survenu quelque temps auparavant, où elle se voyait poursuivie par des hommes. ARTIGUES (2) enfin rapporte l'observation bien connue de Jeanne C..., qui, après une période de trois mois de rêves pénibles dans lesquels elle se voyait constamment entourée de flammes et de sang, fut examinée par un médecin qui lui découvrit une affection cardiaque tout à fait latente ; et ce n'est que deux ans après l'apparition des rêves pénibles que la malade éprouva le premier accès d'étouffement dû à sa maladie de cœur.

Mais, pour en revenir au délire, c'est surtout à la période d'état des maladies infectieuses, et jusque pendant la convalescence, que le délire onirique se montre le mieux caractérisé ; et de toutes les infections, c'est la fièvre typhoïde qui nous semble le provoquer le plus souvent et qu'il faut incriminer dans la plupart des cas. Le délire se montre surtout après le début de la période d'état, quand l'imprégnation des cellules cérébrales est suffisamment profonde, continue avec elle et souvent même la prolonge, reculant d'autant la phase de déclin et l'établissement de la convalescence. Quelquefois, enfin, et des observations le montreront, le délire ne s'installe que quand tous les accidents aigus sont passés, au début

(1) Société de Biologie, 1880, bulletin 41.

(2) R. ARTIGUES. — Essai sur la valeur séméiologique du rêve, Thèse de Paris, 1883-84.

de la convalescence, et, dans ce cas, peut être considéré comme dû non pas à l'infection primitive, mais à une intoxication survenue après coup, secondairement, et le plus souvent d'origine hépatique ou gastro-intestinale.

Le délire de rêve est surtout caractérisé par de la confusion mentale ; c'est en outre un délire actif, agissant ; tels en sont les deux grands caractères. Voici comment d'ordinaire se suivent les événements. Le malade rêve pendant la nuit, et traduit la part que prend à ce rêve sa cénesthésie par des murmures, des cris, des paroles ou des gestes. Au réveil, encore sous le coup des événements de la nuit, il y ajoute une entière confiance. Son rêve fait désormais pour un temps partie des choses de sa vie antérieure ; il en parle, il agit d'après lui et seulement d'après lui. En effet, sortez-le de son rêve, le malade devient raisonnable, pour délirer à nouveau dès que son attention se reporte à nouveau sur le songe.

« Avec la torpeur cérébrale, comme dit excellemment M. Régis (1), existe un état particulier des facultés qu'on ne peut mieux désigner que sous le nom d'obtusion ou de confusion. Qu'il s'agisse de souvenirs, d'appréciations, de sensations, de questions à saisir, d'idées à exprimer, tout est diffus, dissocié, incoordonné. On dirait que l'intelligence est très affaiblie, parfois même abolie. Les sujets expriment les plus grosses absurdités, ils ne reconnaissent plus leur milieu, leur entourage, et ne peuvent fournir aucun renseignement. Et cependant, au milieu de cette incohérence et de ce néant, on est tout surpris de voir apparaître des lueurs d'esprit ; derrière ces épais

(1) E. Régis. — *Archives de neurologie*, 1899, p. 283.

nuages, on s'aperçoit que l'intelligence, simplement obnubilée, existe encore. Elle n'est pas éteinte, elle est comme lointaine, comme absente. »

Rien de plus curieux, assurément, que cette continuité, ce rapprochement de l'état de rêve et du délire, rapprochement tellement intime que toute différence entre ces deux états s'efface complètement. Comme le dit encore justement Moreau (de Tours), le rêve de l'homme éveillé est manifestement la continuation du rêve de l'homme endormi, et ces deux rêves ne diffèrent entre eux que par la dénomination qui leur a été appliquée ; le délire est encore le rêve, mais l'individu qui l'éprouve a passé de l'état de sommeil à l'état de veille.

M. Pichon (1), qui a donné une très bonne étude du délire de rêve comparé dans les infections et les intoxications, reconnaît trois degrés successifs dans le rêve prolongé à l'état aigu :

1° — Il ne s'agit que d'une simple obtusion mentale. C'est la forme la plus ordinaire, celle qui se montre de préférence au début des maladies infectieuses. Elle est caractérisée par un degré assez avancé d'obnubilation, par une faiblesse générale physique, par un défaut d'attention, de l'affaiblissement de la mémoire, en résumé par une sorte d'incapacité générale.

2° — Le second degré indique déjà une forme plus avancée. C'est la confusion mentale profonde, avec stupeur, démence aiguë, accompagnée ou non d'état gâteux.

3° — Enfin l'apparition du délire suffit à caractériser la forme la plus complète du rêve prolongé à l'état aigu,

(1) Pichon. — *Loc. cit.*

les symptômes précédents étant en outre portés à leur maximum.

Ce délire se présente avec certains caractères particuculiers qui suffisent à l'identifier à lui-même. C'est tout d'abord *la participation constante du malade au délire* qui s'est emparé de lui. Il est toujours acteur. C'est lui qui va en Chine avec M. Carnot, c'est lui qui part au Transvaal pour combattre avec les Boërs, c'est lui-même qui représente Jésus-Christ, c'est toujours lui le personnage principal de la scène (1). Il en résulte tout naturellement une tendance aux actes. Le délirant vit son délire et agit d'après les pensées qui lui viennent au sujet de son délire. Il se lève, se débat, crie ou chante, suivant que le personnage qu'il croit incarner a besoin d'accomplir ces différents actes pour remplir véritablement son rôle.

En second lieu, il faut noter *la prédominance des hallucinations visuelles*. Les autres sens peuvent aussi être affectés, mais à un degré beaucoup moins marqué, et seulement lorsque, pour ainsi dire, on la fait naître soi-même par les questions que l'on pose. Les hallucinations visuelles peuvent s'accompagner d'un certain degré d'illusion, témoin notre malade qui parvenait à lire sur son journal un tout autre texte que celui qui s'y trouvait réellement imprimé. Enfin les hallucinations existent rarement à l'état de veille. Elles se présentent soit pendant le sommeil, soit dans l'assoupissement qui le suit ou le précède immédiatement, et le malade délire surtout au souvenir de cette hallucination.

La perte de la notion de temps et de celle d'individu est

(1) Voir nos observations.

aussi très marquée, conséquence de la confusion mentale. Les malades accomplissent en rêve des actions qui demanderaient en réalité un temps infiniment plus long à terminer, et lorsqu'on vient à attirer leur attention sur ce point, ils n'en paraissent pas autrement étonnés ; ou bien cela ne tire pas pour eux à conséquence, ou bien ils reconnaissent que cela est étrange, mais que cependant cela est. Il en est de même pour la question de personnalité ; un de ces malades vous affirmera très bien, par exemple, qu'il est l'empereur Napoléon et se fâchera si vous ne le croyez pas ; mais rappelez lui que son père est cordonnier et s'appelle de telle façon, il dira comme vous, le dira même sans qu'on le lui demande, et ne s'étonnera pas de l'étrangeté de sa destinée.

Un des caractères importants du délire de rêve, c'est encore *l'amnésie complète de tout ce qui se rapporte au délire*. Une fois guéris, les malades ne se souviennent en aucune façon de tout ce qu'ils ont pu dire ou faire pendant leur période délirante. On a beau le leur raconter en détail, leur fournir des preuves, c'est à peine si l'on parvient quelquefois à éveiller chez eux un vague souvenir qu'ils traduisent ainsi : *J'ai dû rêver*.

Enfin, *la terminaison* du rêve prolongé à l'état aigu se fait presque toujours de la même façon. Elle arrive subitement. Le malade qui, la veille encore, était au plus fort de ses conceptions délirantes, est parfaitement raisonnable le lendemain matin, et cela coïncide presque toujours avec la cessation des autres symptômes de l'intoxication. Cependant, il faut bien savoir que cette guérison, réelle si rien n'intervient, n'est souvent que très légère et apparente. Les cellules cérébrales ont été trop fortement touchées pour revenir ainsi d'un seul coup à leur fonctionnement normal, et nous avons plusieurs fois expérimenté ce fait que, étant donné un malade dont le délire avait cessé depuis la veille, il suffisait souvent d'insister un peu, de le questionner dans le sens de son rêve, d'en affirmer certaines particularités, pour le replonger partiellement dans ses erreurs. Et cet état particulier, oscillatoire, peut se continuer pendant plusieurs jours ; nous avons pu, chez un de nos malades, le faire durer une semaine entière.

Nous allons maintenant rapporter quelques cas de rêve prolongé à l'état aigu, non pas que les observations en soient rares à l'heure actuelle, mais parce que nous pensons qu'en réunissant ici un certain nombre de celles qui nous paraîtront les plus caractéristiques, nous confirmerons, par l'exemple, les théories que nous avons avancées. M. Klippel et nous (1) avons publié de ce délire un cas très complet et très caractéristique, nous allons en revoir les parties principales.

Un malade de 41 ans vient se faire soigner pour une attaque banale de rhumatisme, d'abord généralisée, bientôt localisée à l'épaule et au genou droits, et surtout aux deux articulations tibio-tarsiennes. Le cœur, le poumon et le foie sont indemnes; seul l'appareil digestif est légèrement touché. La température dépasse 38°. L'état général est bon, et le malade n'a rien perdu de son intelligence. Un traitement au salicylate de soude est institué, mais chez ce malade, dont le tube gastro-intestinal fonctionnait mal, il fallut le suspendre rapidement par suite de l'apparition de violents maux de tête, de vertiges et de bourdonnements d'oreilles. Malgré cela, les douleurs articulaires se calmaient, et le malade allait entrer en convalescence. Brusquement, à la suite d'une lettre lui annonçant

(1) Klippel et Trenaunay. — Un cas de rêve prolongé d'origine toxi-infectieuse. *Revue de Psychiatrie*, n° 6, juin 1900.

la perte de sa place, éclate chez notre malade un délire de rêve des mieux caractérisés.

Pendant la nuit, il se leva sous prétexte qu'il attendait la visite du président Carnot. Le matin il annonça à la sœur l'arrivée de l'empereur de Cochinchine et du Tzar, puis prétendit chasser des lions avec un mouchoir magique. Il écrit une lettre à M. Carnot ; enfin, il nous raconte le voyage qu'il a fait dans la nuit : ce matin, à deux heures, le président Carnot est venu le chercher en landau pour l'emmener en Chine et à Tombouctou ; en Chine, il a dansé la gavotte avec Mme Carnot, pendant que le Président chorégraphiait avec les sultanes du sérail, loin de la surveillance du sultan, à ce moment malade. M. Carnot était en redingote, avec le grand cordon en sautoir ; lui-même était en grand vizir. Ils sont ensuite, Carnot et lui, revenus en landau, par les Champs-Elysées. Carnot lui a envoyé pour ce soir une invitation pour l'Elysée ; il voudrait bien s'y rendre ; aussi est-il très étonné de se trouver là couché sans être malade, et se plaint de ne pouvoir se lever. (Il est, en effet, retenu au lit par une alèze).

Il se rappelle complètement son nom, son âge, son adresse, mais ses souvenirs s'arrêtent au moment précis où il est entré à l'hôpital. Quand nous l'examinons, il nous paraît d'abord raisonnable, mais la confusion mentale apparaît dès qu'on cherche à lui rappeler son rêve.

Les divers objets qu'on lui présente sont immédiatement transformés d'une manière fantaisiste en objets rentrant dans le cadre de ses idées présentes. Son mouchoir est un mouchoir que Carnot lui a donné pendant leur voyage en Chine, c'est un mouchoir magique qui lui a permis d'entrer dans une cage pleine de lions. Le lait contenu dans son verre devient le suc d'une plante vénéneuse qui pousse à Tombouctou et que M. Carnot lui a envoyée pour le guérir. Son pain est devenu une pierre rare, rapportée de Chine. On lui présente un journal, il ne peut le lire, mais nous lui affirmons qu'il y a dessus quelque chose qui l'intéresse, et il se met à lire une histoire qu'il invente de toutes pièces : « M. Carnot a l'honneur de faire savoir à M. de L... (le malade) qu'il vient de lui envoyer une médaille d'or pour bons services rendus en Chine. » — La température est à 37°, mais la langue est pâteuse, épaisse, et couverte d'un enduit jaunâtre.

Ce délire continue avec la même intensité le jour suivant, mais la confusion mentale augmente encore. Sa cuiller est une pelle dont on se sert usuellement en Chine pour ramasser les objets ; son urinal devient un instrument de musique dont se servent les Malgaches ; un crayon est, au Tonkin, une plante qu'on met dans la terre ; une fourchette n'est autre chose qu'un trident, arme de jet des Malgaches. Sa pipe est la baguette qui sert au Chinois à manger le riz. Nous mêmes formons autour de lui une assemblée qu'il prend pour un conseil de ministres. La langue est toujours très blanche.

Le lendemain, son délire s'est modifié un peu à la suite d'un rêve qu'il a fait dans la nuit. C'est ainsi qu'il est maintenant allé, avec le président Carnot, en Gaule chez les Druides ; il a assisté à une cérémonie où l'on adorait le veau d'or, dans une forêt immense dont les arbres avaient l'aspect d'êtres humains, et l'ont effrayé.

Et le jour suivant, alors que la langue est redevenue complètement normale, que tout signe d'embarras gastrique a complètement disparu, on ne trouve plus trace de conceptions délirantes. Le malade nous reconnaît, sait qu'il est à l'hôpital, prend un journal et le lit sans se tromper. Vient-on à lui parler de son délire, de ses voyages en Chine ou en Gaule, il ne se souvient de rien, et reconnaît parfaitement son pain, son lait, et tous les objets qu'on lui présente.

On voit qu'il est facile de retrouver dans cette observation tous les caractères cliniques que nous avons assignés au rêve prolongé à l'état aigu : hallucinations visuelles, participation active du sujet au délire, tendance à l'action, confusion mentale, amnésie au réveil, rien n'y manque. Les observations qui vont suivre présentent ces mêmes caractères à un degré moins parfait, mais sans s'écarter cependant d'une façon sensible du type que nous avons décrit. Voici, par exemple, une observation appartenant à M. Klippel (1).

Un homme de 59 ans entre au mois de mars à l'Hôtel-Dieu annexe. Ses antécédents héréditaires, tels qu'il peut les donner, ne dénotent rien d'important; lui-même a eu une assez bonne santé. Il a fait

(1) Klippel. — Délire et auto-intoxication hépatique. *Revue de psychiatrie*, n° 9, septembre 1897, page 230.

successivement les métiers de marchand des quatre saisons et de porteur aux halles. On sait combien les excès alcooliques quotidiens sont fréquents dans cette dernière profession.

Les excès ont porté surtout sur le vin et assez fréquemment sur l'absinthe. Son état mental ne présenta rien de particulier pendant les trois premières semaines de son séjour à l'hôpital, du moins rien d'assez net pour s'imposer à l'observation.

A ce moment, trois semaines après son entrée, et sans le moindre excès alcoolique, il commença à devenir bizarre et à divaguer, ne se rendant plus compte qu'il était à l'hôpital. C'est alors qu'il présenta les symptômes du rêve prolongé : pendant plusieurs jours il ne cessa de raconter qu'il était de retour de Lyon de la veille ; que ses camarades étaient venus le chercher à l'hôpital ; il était parti avec eux il y a quelques jours ; le motif du voyage avait été de faire un déménagement dont il racontait les détails. Il n'était revenu à l'Hôtel-Dieu que pour un jour, et devait recommencer le même voyage à bref délai ; il fallait retourner à Lyon pour terminer l'ouvrage.

Cette même idée poursuivit le malade tant qu'il délira. On a noté quelques moments de lucidité relative pendant lesquels, toutefois, il ne cessait pas d'être bizarre. Il lui arrivait de répondre de travers aux questions qu'on lui posait. Il n'eut jamais de fièvre. Un examen complet montra chez lui tous les symptômes de l'alcoolisme. A ce moment, le foie devint douloureux à la pression ; il dépassait très notablement les fausses côtes ; les téguments et les urines étaient hémaphéiques ; il y avait une albuminurie légère.

La guérison du délire se fit progressivement, en même temps que tous les symptômes hépatiques s'atténuaient. A l'heure actuelle, le foie est encore augmenté de volume et douloureux à la pression, mais ces deux symptômes sont moins accusés qu'ils ne l'étaient. Du côté de l'état mental, on ne trouve plus qu'un certain degré d'amnésie.

La conclusion d'un tel fait est que le délire alcoolique, sous l'une de ses formes les plus typiques, s'est montré dans ce cas en relation évidente avec l'auto-intoxication hépatique, *sans que l'influence de l'alcool puisse être autre-*

ment invoquée que par son action antérieure sur la cellule hépatique.

Voici encore un autre cas que nous avons pu étudier avec Lopez dans le service de M. Klippel.

Il s'agit d'un malade de 25 ans, cycliste au journal *la Patrie*. Vers le 1er mars, il a pris froid après une course à bicyclette. Il ressent bientôt de violents maux de tête, de la courbature dans les jambes et une sorte de malaise général. Croyant à une grippe, il se soigne chez lui par le repos au lit, l'antipyrine et le régime lacté. Mais bientôt les symptômes vont en s'aggravant, il survient des nausées, des vomissements répétés, en même temps que la céphalalgie devient intolérable. Surviennent bientôt enfin des épistaxis abondantes, puis une diarrhée fréquente, ocre, liquide; bref on diagnostique une fièvre typhoïde.

Dans la nuit, après environ une semaine d'infection, le malade commence à délirer. Il se lève de son lit pour se sauver, car, disait-il, les soldats le poursuivent comme déserteur et veulent le tuer. Dans la même nuit, et quelques moments après, il fait le geste de compter de l'argent; et comme on lui demande ce qu'il fait, il répond qu'il vient de s'engager et qu'il vérifie la somme qu'on lui a remise. Le lendemain, sa mère vient le voir : il lui demande alors si elle a reçu la feuille de route de son père, car lui, disait-il, il venait de recevoir la sienne pour le 119e.

Une autre nuit, il a rêvé qu'il partait pour le Transvaal rejoindre les Boers, et parmi les personnes qui devaient partir avec lui, il avait reconnu des malades de la salle. Et il nous racontait avec un luxe surprenant de détails la scène de l'embarquement, les noms et les formes des navires du port, les incidents habituels qui accompagnent le départ des troupes.

Cet état de rêve prolongé a duré du 14 au 28 mars 1900, et pendant les derniers jours de cette période, alors que le malade se réveillait raisonnable, il nous suffisait de l'interroger au sujet de ses songes pour qu'il retombât dans ses idées délirantes et nous en parlât à nouveau comme d'événements réels.

M. Pichon (1) rapporte une observation du même genre. Il s'agit d'un garçon de restaurant, âgé de 27 ans, dyspeptique, qui, au déclin d'un érysipèle grave, fut pris d'un délire de rêve avec hallucinations visuelles.

Le 18 décembre 1893, à la suite d'une frayeur causée par la vue d'une hystérique qui s'était jetée par une fenêtre, Séverin C... fut atteint d'érysipèle. Le 19, il entre à l'hôpital, avec de violents maux de tête, de la fièvre, de l'insomnie et des somnolences pénibles accompagnées de rêves portant surtout sur des faits qui s'étaient passés dans son enfance.

Brusquement, dans la nuit du 22 au 23, le malade a commencé à délirer. Il était plongé dans un demi-sommeil; il se voyait dans des bateaux, se croyait à la fin du monde, il n'apercevait plus au ciel que le soleil, et, par la fenêtre à moitié éclairée vers laquelle il s'était tourné, contemplait toute la création, regardant le Christ cloué sur sa croix. Il s'est alors identifié à son rêve, croyant être Jésus-Christ lui-même, et éprouvant les souffrances physiques de la montée au Calvaire, tandis que tous ses parents l'entouraient pour constituer la Passion. Dans cet état, le malade, qui n'était ni endormi, ni en état de veille, mais plutôt plongé dans une sorte d'état second, avait une conscience confuse de ce qui se passait autour de lui, et fusionnait toute chose avec son rêve.

Nous pourrions encore, sans autre profit que celui d'allonger cette liste, citer un grand nombre de cas de rêve prolongé à l'état aigu. Nous avons vu en effet que le délire à l'état aigu était bien connu à l'heure actuelle, nous ne nous y appesantirons pas davantage. Nous insisterons un peu plus longuement, dans un des chapitres suivants, sur la forme chronique des troubles mentaux de la même origine.

(1) Pichon. — *Loc. cit.*, observ. IX.

CHAPITRE V

Rêve prolongé à l'état subaigu

Toutes ces observations, et bien d'autres encore qui sont rapportées par différents auteurs, nous permettent donc d'affirmer la forme aiguë du délire de rêve prolongé pendant la veille. Mais, disions-nous au début de ce chapitre, il peut se présenter des cas dans lesquels ce délire revêle pour ainsi dire une allure subaiguë, analogue en tous points à l'idée fixe de BAILLARGER. Nous allons voir en effet des observations dans lesquelles le délire, apparu après une auto-intoxication quelconque, après avoir cédé, quelques jours après son établissement, reparaît dans la suite suivant le même mode, à intervalles plus ou moins rapprochés.

Cette forme paraît avoir été entrevue, il y a plus de 25 ans, par FAURE (1) qui, d'ailleurs sans rien préciser, sans rechercher à la rapprocher du délire de rêve, en rapporte une bonne observation. Voici comment, en clinique, les choses se passent le plus souvent. A l'occasion d'une quelconque des causes que nous avons étudiées au chapitre de la *Pathogénie*, un individu tombe en état de rêve prolongé à l'état aigu. Le matin, à son réveil, par exemple, il se

(1) FAURE. — Etude sur les rêves morbides. *Archives générales de médecine*, 1876, I, 550.

met à parler de choses incohérentes, d'aventures fantastiques qui lui seraient arrivées, n'ayant souci ni du lieu, ni du temps, ni d'aucune des contingences ordinaires de la vie. Le délire évolue sous forme de confusion mentale. Tous les caractères que nous avons reconnus au rêve prolongé peuvent être présents.

Chez le malade, la conviction est absolue. C'est un fait qui s'est déroulé sous ses yeux et dont les détails ne sauraient varier. Si l'on veut en obtenir plus qu'il n'en dit, le plus souvent il répond : je ne sais pas. Contrairement à ces maniaques qu'aucune question ne met en défaut, parce que toute question elle-même agit sur leur esprit comme sur un clavecin, et y donne lieu instantanément à un nombre infini de sensations, d'où naissent des conceptions en bien plus grand nombre encore, il n'invente rien. Pour lui, les choses se sont passées ainsi et non autrement. Il ne s'agit pas d'un récit où la faiblesse de l'esprit a autant de part que le désordre de l'imagination ; on discute, on le contredit, il s'en tient imperturbablement à ce qu'il a avancé dans le premier moment. Souvent, à part la conception erronée qui constitue l'état maladif que nous étudions ici, il n'y a aucune divagation. Il débite son fait avec autant de netteté que de bonne foi (FAURE).

Il s'agit donc bien d'un délire de rêve, d'un rêve prolongé pendant la veille à l'état aigu. Ce rêve guérit, ou, du moins, paraît guérir, et pendant des semaines, quelquefois des mois, souvent seulement des jours, le malade ne présente aucune trace de conception délirante. Brusquement, sans nouvelle intoxication, sans nouvelle imprégnation morbide des cellules cérébrales, le délire reparaît. Quelquefois c'est le même rêve qui se montre à nouveau, donnant lieu exactement à la même forme délirante. D'autres fois, à chaque rechute, il y a un rêve nouveau, dérivant souvent du premier, parfois ne présentant avec lui aucune espèce de connexité apparente. Nous disons apparente, parce que, comme l'a montré STUART-MILL, nous pensons que la loi d'association des idées n'est jamais en défaut, et nous croyons qu'entre le premier et le dernier rêve manifesté par du délire, il y a toute une série de représentations nocturnes, pour ainsi dire latentes, et ne se révélant par aucune manifestation mentale persistante. Quelquefois même, comme le fait remarquer FAURE, c'est exacte t le même délire qui continue, le malade retourne à son erreur toujours la même, au point où il l'avait laissée, comme s'il reprenait la lecture d'un livre écarté il y a quelques minutes.

Entre les périodes délirantes, le malade oublie le plus souvent ce qui s'est passé. Mais quelquefois, quand les rêves sont très rapprochés, et que les conséquences de son délire, palpables et parfois très importantes, viennent corroborer les dires de l'entourage, il reste au sujet un souvenir qui peut être assez net de ses périodes malheureuses, et ce souvenir ne contribue pas peu à plonger ces infortunés dans le désespoir. Nous constatons donc ici le commencement de la disparition de l'amnésie, que nous verrons faire totalement défaut lorsque nous aborderons la forme chronique. Les malades reconnaissent l'inanité de leurs actions, et déplorent de toutes leurs forces tout ce qu'ils ont pu faire ou dire pendant leur délire ; ils restent enfin sous la crainte d'un nouvel accès. Ce nouvel accès est là, qui les hante continuellement, et en effet, dans un avenir plus ou moins éloigné, alors que le malade pouvait se croire débarrassé à tout jamais de toute préoccupation maladive, ce nouvel accès se produira, et martyrisera encore le sujet pendant des jours, et des semaines entières.

L'observation suivante (1), qui vient à l'appui de ce que nous venons de dire, est intéressante en ce qu'elle est tout à fait démonstrative, et prouve avec une grande netteté que la périodicité plus ou moins fréquente du délire reconnaît comme origine un rêve unique.

Mme R... a été arrêtée au moment où elle allait se jeter dans la Seine. C'est sa troisième tentative de suicide depuis douze jours. Elle fond en larmes ; sa voix est éteinte sous les sanglots ; elle est en proie à des spasmes violents, il est impossible d'en tirer un mot. J'apprends par ses parents, accourus pour la réclamer, que c'est une personne habituellement douce, affectueuse, très aimée. Elle est depuis très longtemps comme femme de chambre dans la même maison. On me montre des lettres qui prouvent combien elle estimée. On ne comprend rien au changement qui s'est opéré en elle depuis quelques jours, subitement. Elle est comme égarée, ne sait plus ce qu'elle fait ; elle a dû quitter ses maîtres. On la voit tout à coup fondre en larmes, disant « qu'elle n'y consentira jamais ». Pendant quelque temps, elle semble avoir la tête complètement perdue, puis elle reprend sa raison, et alors parle d'un rêve qu'elle a fait. Quelques heures après, je la vois beaucoup plus calme, elle semble plongée dans une profonde affliction ; assise sur son lit, immobile, muette, les bras pendants, elle se décide enfin à parler.

Elle sait qu'elle est tendrement aimée de tous les siens. Son mari et ses enfants sont très bons pour elle, elle ne peut que se louer d'eux. Mais une nuit, *elle a rêvé, sans savoir pourquoi, sans avoir le moindre motif, que son mari voulait se séparer d'elle ;* elle en a ressenti une telle peine que jamais elle ne pourra s'en consoler et elle aime mieux mourir. Maintenant, à l'heure où elle parle, elle en a la certitude, ce n'est qu'un rêve, mais il est d'autres moments où l'idée de rêve s'efface complètement de son esprit, et alors elle

(1) Faure. — *Loc. cit.*

est désolée par la pensée de cette séparation. Il lui arrive de vivre ainsi plusieurs jours de suite sans que rien puisse la faire sortir de cette pensée, on a beau l'entourer, lui faire toutes les protestations d'affection, son mari se montre plus tendre que jamais, rien n'y fait. Absorbée par son idée, elle est inaccessible à toute impression nouvelle.

Elle se rend parfaitement compte, d'ailleurs, de la manière dont les choses se sont passées. Le rêve a eu lieu telle nuit; le matin, en se réveillant, elle y a pensé, il lui a reparu plusieurs fois dans l'esprit, elle le repoussait. Elle n'y attachait d'abord aucune importance, mais il s'emparait d'elle, il a fini par ne pas la quitter. Ne pouvant se faire à son malheur, elle a voulu, à quelques jours d'intervalle, se précipiter par la fenêtre, s'asphyxier, se noyer.

Voici d'autres observations puisées à la même source et qui viennent s'ajouter à la précédente pour affirmer l'existence du délire de rêve passé à l'état d'idée fixe.

W.. vient un matin à six heures prier un de ses amis de l'assister dans un duel. La veille, dans un bal, il a, dit-il, donné un soufflet à un homme à propos d'une femme. Le rendez-vous est pris pour huit heures du matin, du côté d'Issy. Cet événement, absolument, contraire au caractère de W..., cause un certain étonnement. On prend des renseignements; tout était imaginaire. Quelques jours après, il avouait qu'au lieu d'aller ce soir là au bal, il était rentré chez lui et s'était mis au lit. Il se souvenait parfaitement d'avoir eu en rêve une querelle qui lui avait causé une profonde terreur.

Or, pendant plusieurs années, le souvenir de cette prétendue querelle s'emparait de lui de nouveau, par instant les circonstances lui en revenaient précises et identiques, il se voyait menacé par celui à qui il avait donné un soufflet, lequel était un de ses amis avec qui il n'avait jamais eu la moindre difficulté, et il voulait aller sur le terrain, disant les mêmes choses, se servant des mêmes mots qu'au premier jour.

Quand il reconnaissait son erreur, il était le premier à en rire, mais, dans d'autres moments, il s'irritait et devenait furieux devant le moindre doute.

L'observation suivante, qui date de 1869, a déjà été publiée dans la *Gazette des Hôpitaux*.

X..., 45 ans, garçon de magasin, fortement constitué, d'une vie régulière. Le 11 juillet, à son réveil, agitation extrême, fièvre, sueurs abondantes, anxiété, malaise très prononcé. Il profite d'une absence de sa femme pour dire qu'il lui est arrivé un grand malheur : « toutes leurs économies sont perdues, ils vont être ruinés ».

La veille, en conduisant un haquet chargé de marchandises, il s'est pris de querelle dans la rue Saint-Louis avec un cocher. Dans la bagarre, son haquet a brisé la devanture d'un miroitier, et tout ce qu'il y avait dans la boutique. On a pris son numéro, on fera payer les dégâts à son patron, celui-ci aura recours contre lui, il y en aura bien pour six ou sept mille francs, c'est tout ce qu'il possède. Sa femme ne sait rien encore, il n'ose pas le dire, il est horriblement tourmenté.

Il racontait d'ailleurs l'événement avec une grande exactitude, et se voyait encore serré au cou par son adversaire qui l'avait frappé si violemment qu'il en avait perdu connaissance, et qu'on avait dû le porter chez un marchand de vin voisin pour lui donner des soins. Il dépeignait la localité dans ses moindres détails ; on voyait le marchand de vin, le miroitier, le haquet s'agitant au milieu des glaces dont les morceaux s'effondraient les uns sur les autres, etc.

Sa femme, de son côté, affirma qu'il était dans son état ordinaire en rentrant la veille, qu'il avait fait ses affaires, passé la soirée à la maison, qu'il s'était mis au lit comme d'habitude sans aucune apparence d'une préoccupation douloureuse.

Trois jours entiers il vécut dans cet état, tremblant de voir entrer son patron furieux, revenant sans cesse sur cet accident dont les détails s'étaient fixés dans son esprit, de manière à ne jamais se contredire, tourmenté, n'ayant pas un instant de repos. On le conduisit sur le lieu présumé du désastre, il reconnut tout, le marchand de vin, le miroitier, tels qu'il les avait dépeints. On lui prouva que rien de ce qu'il disait n'était vrai, qu'il n'y avait eu aucun dégât, on fit tout pour le rassurer. Il parut ébranlé un moment, mais, le soir, sa conviction délirante avait repris le dessus. Ce n'est que quelques jours après qu'il se rendit vraiment compte qu'il avait fait un rêve, et il en rapporta alors tous les détails tels qu'il les avait donnés dans le premier moment.

Toutefois, pendant un mois, on le vit presque chaque jour revenir à son idée fausse. Il s'asseyait alors, en proie à un grand découragement, pleurant, et malgré tout ce que sa femme et ses amis pouvaient faire, répétait : « Nous sommes perdus, nous sommes perdus. » Ceci se passait en 1869 ; or, en 1876, il était encore de temps à autre repris de ses crises, il oubliait la vérité, retombait dans sa fiction, et pendant plusieurs jours vivait sous le coup de ce désastre imaginaire où il se voyait ruiné à tout jamais.

On voit que ces quelques exemples répondent bien au type que nous nous sommes proposé de décrire, à savoir : le délire onirique à l'état subaigu, ou sous forme d'idée fixe. Dans chacun d'eux, on retrouve en somme, à l'origine, un accès de rêve prolongé à l'état aigu qui semble d'abord complètement disparaître ; mais il est resté une sorte de lésion chronique de la cellule cérébrale, son fonctionnement est pour longtemps troublé, et une influence imperceptible, insuffisante à déterminer la moindre chose chez un individu normal, suffira à dévier de nouveau le mécanisme de l'idéation.

Toutes ces formes cliniques : cauchemar, rêve prolongé à l'état aigu, rêve prolongé sous forme d'idée fixe, sont réunies par une pathogénie commune, que nous avons étudiée en détail dans un chapitre précédent, et qui va nous permettre d'en établir la synthèse rapide.

Dans différents travaux dont nous avons déjà parlé, en 1892, 1893, 1894, 1897, M. Klippel a bien établi que le délire prolongé de Lasègue n'était pas dû à l'alcool lui-même, mais à l'auto-intoxication qu'il crée. L'alcool n'engendre que l'ivresse aiguë. L'alcoolisme chronique, au contraire, crée des lésions du foie portant sur la cellule hépatique. Le foie n'est donc plus un organe anti-toxique, il laisse se répandre dans l'organisme, en particulier dans l'encéphale, plus délicat, les poisons de l'économie. Ce qui le prouve, c'est qu'un alcoolique en état d'abstinence, c'est-à-dire n'ayant pas pris d'alcool depuis longtemps déjà, présentera cependant le délire de Lasègue. Ce n'est pas l'alcool qui régit ses conceptions délirantes, c'est son foie, c'est l'auto-intoxication placée sous la dépendance de son foie.

Il est facile de concevoir de même que si un typhique, un pneumonique, un malade atteint d'embarras gastrique, délire à son tour et présente un rêve prolongé à l'état de veille, c'est qu'il a lui aussi une auto-intoxication, et, de fait, dans la fièvre typhoïde par exemple, on trouve constamment à l'autopsie des lésions du foie identiques à celles de l'alcoolisme chronique. On est donc fondé à admettre l'analogie du délire de rêve dans les infections et dans l'alcoolisme, analogies pathogéniques d'abord, analogies cliniques ensuite, comme nous l'avons pu voir au cours de ce chapitre.

CHAPITRE VI

Rêve prolongé à l'état chronique

Nous avons vu, au début de ce travail, que le rêve pouvait jouer un rôle important chez tous les aliénés. Nous avons montré ensuite, après d'autres auteurs, qu'il en existe un groupe différent chez lequel le délire n'est qu'un rêve prolongé à l'état de veille, évoluant sur le mode aigu ou subaigu, et s'effaçant ensuite complètement.

Tout récemment, en collaboration avec M. Klippel (1), nous avons publié une observation de délire dans laquelle toute l'histoire pathologique du malade démontre l'influence du rêve sur ses conceptions délirantes, influence qui ne laisse pas d'être considérable. Ce malade, dont nous allons résumer l'histoire, fait apparaître des rapports aussi très étroits entre le rêve et le délire, mais *dans une longue évolution chronique*. Non seulement il ne puise très habituellement ses conceptions délirantes que dans les hallucinations du sommeil, mais les exemples que nous avons rapportés dans notre mémoire démontrent que si parfois il a pu les tirer de l'état de veille, aucune expression ne pourrait, en ce cas, lui être appliquée plus justement que celles d'un homme qui *rêve tout éveillé*.

Les formules qu'emploient la plupart des aliénés dans

(1) Klippel et Trenaunay. — Délire systématisé de rêve à rêve. *Rev. de Psychiatrie*, n° 4, avril 1901.

l'exposition de leur délire, tiré de l'état de veille, ne répondent nullement à cette modalité. Rêver en dormant ou rêver tout éveillé, tirer de ces états des conceptions délirantes persistantes et qui même parfois ont pu motiver des actes, tel est le cas dont il s'agit. C'est une succession de rêves prolongés à l'état de veille, se reproduisant avec des intermissions plus ou moins longues et s'enchaînant entre eux pour former une systématisation.

Si l'on envisage les idées qui constituent le fond de son délire, notre malade n'est qu'un mystique, quelque peu mégalomane et persécuté. Ce qui fait l'intérêt de son cas n'est pas là, mais bien dans la manière dont ces idées sont développées et exprimées : tous les faits que racontent le malade et qui touchent à son délire répondent à la succession confuse et à l'enchaînement si particulier et si étrange des images oniriques ; toute l'expression de son délire est comme enveloppée des vapeurs du rêve.

Un autre mystique, un autre mégalomane, un autre persécuté tirent plus de conceptions délirantes de l'état de veille, et les expriment dans un autre langage qui en traduit l'origine différente. Notre malade n'est pas soupçonneux ; il a plutôt confiance dans les personnes qui l'approchent. Si son délire apparaît parfois dans les sentiments qu'il leur témoigne, c'est en raison de ce qu'il a rêvé pendant la nuit. Le caractère du sujet, de même que cette prédominance d'hallucinations visuelles, le distinguent du persécuté vulgaire. Son délire n'est qu'un long rêve, ou plutôt une succession de rêves d'une certaine monotonie et d'un agencement peu compliqué, aboutissant à un système analogue au fond, mais différent par la forme, de celui d'un autre aliéné systématique.

Tel malade tire ses conceptions délirantes de l'état de veille, le nôtre tire les siennes du rêve.

Nous sommes ainsi amenés à établir une double distinction parmi les délires chroniques plus ou moins systématisés. Ce qui fait, insistons-y, leur caractère distinct, ce n'est pas l'idée délirante elle-même, c'en est l'expression, indiquant à quelle source le malade a puisé les conceptions qu'il exprime (1).

Le malade dont il s'agit est un homme de près de cinquante ans, employé depuis plus de 25 années à l'Hôtel des postes et télégraphes. Sous tous les rapports, son enfance paraît avoir été misérable. A l'âge de neuf ans, alors qu'il gardait les troupeaux, il eut une série de vertiges mal caractérisés. L'un d'eux, plus important, accompagné de douleurs lombaires, de maux de tête violents, de pertes de connaissance, a fait une impression plus profonde dans l'esprit de notre malade qui y voit une manifestation divine. Son adolescence fut également malheureuse. Volé, exploité ou dépouillé par tous ceux qui le connaissait, il allait partir à l'étranger lorsqu'éclate la guerre de 1870. Il s'engage à Lyon, dans les zouaves, et se comporte vaillamment à différents combats. Après la guerre, il obtient, après bien des vicissitudes, un emploi de facteur à Puteaux.

A l'âge de 29 ans, pendant la convalescence d'une grave maladie qui paraît avoir été une fièvre typhoïde, il lit un traité sur la thérapeutique des névroses. Son esprit naturellement crédule, et encore affaibli du fait même de sa maladie, se frappe à la lecture des différents symptômes psychiques qu'il rencontre dans ce livre. Il en arrive bientôt à les reconnaître sur lui-même, commence à déraisonner, croit à ses divagations, et arrive ainsi d'abord à perdre sa place, puis à se faire enfermer plusieurs fois, soit à Sainte-Anne, soit à Villejuif.

Toutes les hallucinations dont notre malade a été l'objet, toutes les idées qui remplissent les discours qu'il nous fait, lui sont venues en rêve, et au jour le jour il a pris soin de les transcrire sur un registre.

Tout d'abord il est l'élu de Dieu, cela ne fait pour lui

(1) Klippel et Trenaunay. — *Loc. cit.*

aucun doute. Il a été choisi par le Seigneur parce que son nom descend des Romains. Dieu communique souvent avec lui, toujours en rêve, par des visions d'ailleurs souvent obscures et qu'il lui est impossible d'expliquer. Ces visions ne sont d'ailleurs pas toutes des révélations, quelques-unes paraissent être simplement des représentations de tableaux de sa vie ordinaire. Mais d'autres, qu'elles se passent sur la terre ou au contraire qu'elles aient lieu dans des régions fictives, sont au contraire très caractéristiques. Nous allons, par deux exemples, montrer à la fois les prétentions d'Ol... et le caractère de ses divagations:

I. — Ol... nous raconte sa première entrevue avec le Créateur.

... Je voyais dans le ciel lui-même comme si j'avais habité là haut. Il y avait un beau château, et le Père Tout-Puissant se tenait debout à la porte. J'ai vu aussi un peu plus loin la mère de Jésus qui tricotait des bas. Elle m'a dit en riant de bien faire attention à ne pas perdre ma route, car j'étais destiné à épouser sa fille aînée. Il y avait, tout autour du château, une rangée de lits qui en faisait le tour, et il fallait que je trouve le mien sans rien déranger. Mais c'était très difficile, car cela tournait toujours comme la roue d'un moulin. Enfin, j'ai trouvé mon lit. Mais lorsque je suis passé devant la porte, j'ai entendu le Père dire à Marie que j'étais condamné premièrement à 20 ans, puis à 50 ans, enfin à perpétuité. J'avais donc commis trois fautes. Je suis descendu dans un grand caveau noir. La mère de Jésus me regardait toujours, elle me faisait encore bonne mine, mais elle ne riait plus.

II. — Ol.. va cette fois nous décrire le ciel.

... Quelque temps après je suis remonté au ciel et j'y suis pénétré. Il y avait une petite maison en planches de quatre mètres de large à peu près et de trois mètres de haut. La longueur m'est inconnue. J'ai tourné à gauche, et j'ai d'abord rencontré une grosse femme qui a disparu tout de suite. Je suis entré dans un bois tout petit où les sapins étaient gros comme mon bras. De là, j'ai vu une colline au pied de laquelle coulait une rivière deux fois plus large que la Seine, et dont l'eau était si claire qu'on pouvait se mirer dedans. Mais cette rivière était gelée, elle sentait le froid à vous glacer le corps. Plus loin, j'ai vu, à l'embouchure de la rivière, comme un vieux souterrain démoli. Mais il faisait un brouillard tellement fort qu'on aurait pu le couper au couteau, et je n'ai pas pu y pénétrer.

A gauche, il y avait une montagne de neige, mais cette neige était si vieille qu'elle était noire et dure comme de la pierre. La plaine était aussi toute glacée. Au loin, j'ai vu une grande montagne dont les pierres étaient dorées. Tout ce pays-là s'étendait à perte de vue. J'y ai vu un monde de gens tout nus, sauf une bande de peau qu'ils portaient en bandoulière. Ils étaient couverts de poils, et ce poil ressemblait à du crin de cheval. Ils portaient leurs cheveux longs et attachés en une grande queue derrière leur dos. Les femmes ressemblaient aux hommes et étaient habillées de la même façon. Leur peau était dure comme la peau d'un crapaud, mais elles avaient un nez, quand le crapaud n'en a pas. Tout ce monde-là vit d'herbages. Du reste rien ne pousse, car on ne voit rien, ni soleil, ni ciel, ni champs, il n'y a que des montagnes, des bois et des rochers. Ce pays-là est grand comme l'Europe et l'Asie, l'Australie et peut-être aussi l'Amérique en longueur ; ce peuple-là se loge dans des cavernes qu'il a creusées lui-même.

J'ai vu tout cela de loin, car il est très difficile d'approcher, c'est même impossible. Il y a d'abord une barrière, puis un puits boisé du haut en bas, et tout autour, de l'eau. Si l'on tombe dans cette eau, on est perdu. Pour entrer dans ce pays-là, il faut passer sur un pont à peine large comme cela (il montre un tuyau à gaz). On appelle ce chemin-là le chemin de l'Hermine.

Mais ces sortes de visions sont rares chez notre malade. La plupart d'entre elles consistent en des hallucinations qui lui font voir sur la terre des gens réels ou symboliques dans les situations les plus diverses, se battant entre eux ou s'occupant de lui, le poursuivant de leurs coups ou de leurs menaces. Une d'entre elles, très curieuse, est pour lui comme la révélation de sa destinée.

III. — Une fois je me promenais en plein jour. Tout d'un coup, je me sentis très fatigué. En même temps, j'ai vu une étoile tomber du firmament, un arc-en-ciel se former au-dessus de ma tête, et une voix m'a dit et m'a répété plusieurs fois : « Tu as deux cervelles, l'Esprit et l'Intelligence. Un génie est écrit sur ton front. Dieu t'a choisi parce que ton nom descend des Romains. »

Extrayons encore un dernier récit parmi les très nombreuses visions qu'a présentées notre malade, et que nous avons rapportées pour la plupart dans notre précédent mémoire.

IV. — J'avais eu le matin un fort mal de tête, aussi j'ai demandé du repos au bureau de l'Hôtel des Postes et je me suis couché. Mais je n'ai pu rester chez moi. J'ai voulu sortir et il m'a été impossible de revenir à la maison. Je suis allé à l'Arc-de-triomphe, il était fleuri de fleurs de toutes les couleurs. Je voulais passer dessous, mais quand je suis arrivé, on m'a fait faire demi-tour. Alors, j'ai voyagé toute la nuit; dans une rue, j'ai entendu des voix qui me parlaient, mais je ne les comprenais pas. J'ai vu St Georges qui jouait et qui faisait rire tout le monde, surtout les jeunes filles. J'entendais bien ce qu'il disait, mais je ne le comprenais pas. Cependant il est venu près de moi, à la fin, et m'a dit : « Lorsqu'on viendra pour te couper le cou, appelle-moi. »

Vers deux heures du matin, quatre juifs italiens sont venus pour me tuer et me couper le cou. Alors j'ai appelé Georges, et ils se sont sauvés bien vite. Puis j'ai vu un prêtre monté sur une espèce de maison à trois étages. Il me parlait, mais je ne m'en suis pas occupé. J'ai rencontré ensuite beaucoup de juifs qui disparaissaient lorsque je m'approchais.

A deux heures du matin, il s'est mis à faire un vent très fort, accompagné de grésillons formés de toutes les plantes, du sucré jusqu'au poison. J'ai dû en manger jusqu'au jour, j'y étais forcé parce que le vent les portait dans ma bouche et que j'avais une soif terrible. A ce moment-là, il y a eu 35000 hommes qui ont dû être jetés à l'eau ; ils sont tous morts sans rien demander. On voulait aussi me rendre coupable, mais cela n'a pas réussi ; j'ai passé devant des juges qui m'ont condamné, mais le public n'a pas voulu, il s'est mis à crier et l'on m'a gracié. C'est mon père, qui est au Paradis, qui m'a apporté la nouvelle.

Si maintenant nous étudions l'influence que de telles visions ont pu avoir sur la vie habituelle du malade, les apparitions ayant eu lieu à partir de 29 ans, c'est à partir de cet âge seulement qu'elles ont pu avoir une action modificatrice quelconque. Et en effet, dans la première partie de ses mémoires, Ol.. décrit sa vie antérieurement à cette date. Il s'y montre le jouet de la fatalité, mais il n'est pas véritablement persécuté, et il apparaît surtout que s'il est constamment roulé, c'est que, quoique brave homme et bon garçon, il est d'une fort médiocre intelligence, ou, pour employer l'expression dont il se sert, « un foutu nigaud ».

Aussitôt que les visions se sont manifestées à lui, il ne peut les conserver dans son esprit, elles le brûlent, elles l'oppressent, il est forcé d'en faire part aux autres. C'est ainsi qu'il arrête les gens dans la rue pour leur montrer un combat entre la lune et le soleil, c'est ainsi qu'il boit un verre avec le Juif-Errant, puis le mène chez le commissaire, etc., jusqu'au jour où lui-même se fait arrêter et mener au poste. Cela lui arrive deux ou trois fois et le commissaire le renvoie. Cependant ses visions lui donnaient à ce point des distractions qu'on dut lui retirer à l'Hôtel des Postes son emploi de facteur pour le mettre garçon de bureau.

La certitude et la crainte d'un châtiment céleste l'ont amené un beau jour à se couper la gorge. Un autre jour, à la suite d'une algarade avec des passants qu'il prétendait être des juifs ou des francs-maçons en voulant à sa vie, il est arrêté, puis dirigé d'abord à Ste-Anne et de là à Villejuif, où il reste six semaines.

Quelque temps après il recommence. « J'étais à boire un verre de lait quand quelque chose de plus fort que ma volonté me donne l'ordre de sortir dehors, et je me suis mis à faire un discours mystérieux. Il s'est formé autour de moi un grand rassemblement, puis il est venu des agents qui m'ont donné des coups de pied et m'ont conduit au poste. » — Une autre fois il entend des voix qui lui prédisent la fin du monde. Il sort de chez lui et court par les rues annoncer la nouvelle. Il est arrêté à nouveau, conduit au poste et dirigé sur l'asile de Villejuif le 22 avril 1896, d'où il paraît d'ailleurs s'être évadé quelques mois après.

Enfin le délire d'Ol.. eut encore sur sa manière d'être une double influence. D'abord, il devint orgueilleux d'avoir été choisi par Dieu à l'exclusion des autres hommes. Pour le moins, il est l'égal des anges, et l'on a vu la désinvolture avec laquelle il appelait l'archange vainqueur du démon Georges tout court. Une si haute élévation ne va pas sans un profond dédain pour le reste de l'humanité, et c'est ce qui perce à la fois dans ses écrits, ses paroles et son maintien.

En second lieu, il se crut bientôt persécuté. L'idée de persécution n'est réellement ancrée dans son cerveau que du jour où il a eu des visions. Il a fauté contre le Créateur, rien de plus naturel qu'il soit puni. Mais de plus il y a tout un autre ordre de persécutions, celles-là venant de la part des hommes, et cela lui cause beaucoup d'amertume. La forme de sa persécution est toujours la même. Elle consiste en ce fait que sa pensée est connue par les sorciers et les magnétiseurs de la société spirituelle, d'accord avec la société franc-maçonnique. Et tout le long de ses mémoires, il donne beaucoup d'exemples des persécutions ainsi dirigées contre lui et qui remplissent son existence de tristesse et de peine.

Il est aisé de reconnaître, en étudiant à fond l'observation d'Ol..., que son délire est à l'origine purement hallucinatoire. La phase active, génératrice, dirigeante, est exclusivement dans le sommeil, soit le sommeil provoqué, soit cet état de demi-somnolence extatique que nous avons nommé période post-somniale. Dans l'état de veille, *le malade ne délire qu'à l'occasion de ses hallucinations, et chaque fois que celles-ci interviennent dans sa conversation ou dans ses actes.* Dans sa vie pratique, le retentissement de ses rêves l'a conduit plusieurs fois à l'asile. Sa personnalité est modifiée en ce sens qu'il nourrit secrètement des idées, des sentiments et des ambitions en relation avec ses hallucinations. De la sorte, l'origine du délire chez notre malade est donc bien onirique, quoique le rêve soit à l'état chronique. Il se forme en réalité un délire de rêves successifs s'agençant les uns les autres. Ce sont en somme des rêves prolongés à l'état aigu s'enchaînant dans une systématisation continue pour former le rêve prolongé à l'état chronique.

Qu'on nous pardonne cette très longue observation sur laquelle nous ne nous sommes étendus que parce qu'elle est caractéristique et fournit pour ainsi dire une base à nos recherches.

Celles-ci ont été laborieuses; en effet, il est malaisé de trouver dans les publications médicales des faits semblables à celui que nous venons d'étudier. Ces malades, en effet, perdus dans les asiles au milieu des autres aliénés, n'attirent pas spécialement l'attention des médecins aliénistes, et souvent, de plus, l'observation complète de tels individus est difficile, presque impossible à prendre, à moins de circonstances favorables, analogues à celles qui se sont présentées pour notre propre cas.

Nous avons pu trouver quelques observations semblables à la nôtre, mais nous faisons dès à présent remarquer qu'elles n'ont jamais été interprétées dans le sens que nous voulons leur attribuer.

Nos recherches ont d'abord porté sur l'histoire, et nous avons trouvé, au commencement du XVIIIe siècle, un cas fort intéressant que nous nous proposons de rapporter ultérieurement en détail, lorsque nous aurons pu nous procurer les œuvres mêmes des individus dont il s'agit. Quoi qu'il en soit, nous allons étudier rapidement ce cas, qui rentre habituellement dans la classe des visionnaires mystiques, mais qui, pour nous, constitue bien un cas de délire de rêve prolongé à l'état chronique.

Les faits se passent en Autriche sous le règne de Ferdinand III (1). En 1638, Nicolas Drabicius, d'abord ministre protestant, puis laïque et marchand de drap, voit une nuit en rêve un ange qui lui annonce que de grandes armées venues du Nord et de l'Orient vont venir opprimer la maison d'Autriche. Cinq années plus tard, le même ange lui apparaît encore et prend soin de lui désigner le chef de l'armée des envahisseurs, le prince Ragotski, de Pologne. Aussitôt, Drabicius n'a de repos qu'il n'ait publié ses révélations, et, comme il n'obtient parmi les siens aucune créance, il va trouver le prince Ragotski et lui

(1) PIERRE BAYLE. — Dict. historique et critique, 2e édition, 1702.

annonce la mission dont le chargeait le ciel, lui prédisant en outre la ruine de sa propre maison s'il se refusait à entreprendre la guerre. Ragotski ne tient aucun compte des avis de Drabicius. Il meurt en 1652. Cette mort semble donner raison à Drabicius qui est réhabilité auprès du roi Ferdinand, et subit de nouvelles visions (1654). Il convertit à ses idées le philosophe Comenius qui recueille aussi les révélations moins importantes, mais semblables de Christophe Kotterus et de Christine Poniatovia, les réunit en un volume qu'il publie à Amsterdam sous le titre de « *Lux in tenebris*(1) », puis part prêcher la croisade contre la maison d'Autriche à Gustave-Adolphe, Cromwell et Louis XIV de France. Repoussé partout, il il réussit enfin auprès du fils du prince Ragotski. Celui-ci, confiant dans la mission dont sa famille semblait investie, fait irruption en Pologne. Sur ces entrefaites, meurt Ferdinand III, ce qui donne à la mission de Ragotski un semblant de vérité. Mais Ragotski est chassé de la Pologne, et à sa place, le roi de Hongrie, qui succéda à Ferdinand, rendit tout son éclat à la maison d'Autriche, et bannit Comenius et Drabicius.

On voit que, dégagée des faits historiques, cette observation comprend bien une série de conceptions délirantes, systématisées, au moins chez Drabicius, le principal personnage, et reconnaissant pour origine plusieurs rêves aussi prolongés à l'état de veille et constituant un délire chronique.

Sauvet et Moreau (de Tours) (2) rapportent dans les

(1) C'est l'ouvrage que nous n'avons pu jusqu'ici nous procurer.

(2) Sauvet et Moreau (de Tours). — *Annales médico-psychologiques*, mars 1844.

Annales médico-psychologiques une observation en tous points comparable à l'observation d'Ol... Il s'agit toujours d'un malade qui, à l'occasion de rêves répétés, systématise un délire dont les effets se traduisent par des visions du même genre que celles de notre malade. Ce ne sont d'abord que des rêves, des songes ordinaires, pareils à ceux qui surviennent chez tous les individus. Ces rêves se renouvellent, sinon sur le même sujet, du moins à peu près dans la même forme. Leur vivacité, leur constance deviennent telles que l'individu dont ils'agit en est frappé, y croit, et commence bientôt à leur chercher des explications. L'Évangile le met sur la voie, ce ne sont pas des rêves, ce sont de réelles visions, bientôt transformées en avertissements divins, en témoignages de la manifestation de Dieu. Voici cette observation que nous résumons considérablement :

A... naît à Paris de parents sains de corps et d'esprit. Dès son enfance, il présente une extrême vivacité, une sensibilité exagérée, une ardeur incroyable de l'imagination. A l'âge de **12** ans, il se passionne pour la beauté d'une femme qu'il rencontra, et faillit, pour la suivre, abandonner la maison paternelle.

Il devient orphelin, sans métier, mais possédant une éducation relativement bonne et assez générale pour lui permettre d'embrasser une profession qui lui plaît ; il entre dans un atelier de peintre dont les élèves se moquent de ses idées et de la rigidité de ses mœurs, car, amoureux de la beauté morale, A... ignore le plaisir des sens.

Il cherche chez diverses femmes à satisfaire son idéal et ses idées platoniques ; toutes se moquent de lui : « Mon sentimentalisme les ennuyait, » dit-il. A la fin, il tombe sur une femme mariée qui le comprend, et il lui voue un amour d'autant plus profond qu'il est partagé. Mais une nuit, pendant qu'il sommeille, il entend une voix lui dire : « Tu ne prendras pas la femme de ton prochain. » —

Cette voix revient plusieurs fois lui crier la même chose ; aussi, malgré le chagrin qu'il en éprouve, A... quitte cette femme.

Quelques années après, il commence à sentir des remords pour la vie peu active qu'il menait, et bientôt il les voit sanctionnés, en quelque sorte, par des apparitions qui se montrent à lui pendant son sommeil. Une nuit, il se croit transporté sur le Pont-Neuf, y voit Moïse dans les nuages, tenant en ses mains les tables des lois, tandis que derrière lui passaient saint Jean, puis le Christ portant sa croix. Une autre fois, il se sent soutenu dans les airs par une ombre dont il n'aperçoit qu'un bras, lequel supportait une lampe ; et chaque fois que l'ombre soufflait sur la lampe, il s'en détachait des étincelles qui incendiaient tout ce qu'elles touchaient.

Une autre nuit, par un temps affreux, il se trouve sur le parvis Notre-Dame ; il aperçoit la lune traversant l'espace, et sur son passage, jetant d'une voix sépulcrale les mots de Mort! Mort! Et partout autour de lui il voyait les maisons s'écrouler, le fleuve réunissant ses deux branches, balayait tout dans sa course, tandis qu'A... restait seul debout, présidant à ce cataclysme universel.

C'est alors que, frappé de toutes ces apparitions, épouvanté de tous ces prodiges, A... s'avise de lire les Evangiles. Il y dévore les récits des miracles, des apparitions célestes, et bientôt germe, puis s'affermit sa conviction : il est protégé du ciel, ses visions sont autant d'avertissements. Dès lors, il s'abreuve de la lecture des livres saints et les commente à sa façon. Les visions redoublent. Il reçoit en rêve l'ordre d'épouser sa maîtresse dont il avait eu un enfant. Il le fait. Cette femme, pleine de vénération pour les rêves de son mari, entretient et augmente en lui le dérangement intellectuel. Une nuit, A... voit les livres des Evangiles qui volaient avec des ailes de feu, s'approchaient de diverses personnes et les brûlaient par leur contact. Seul, lui pouvait toucher ces feuillets, les recueillir sans en être brûlé.

Enfin, une nuit, il entend une voix lui dire : « Lève-toi » — puis « Travaille ». — A... s'imagine aussitôt que travailler, c'est répandre la bonne parole, c'est faire pénétrer la lumière. Il sait qu'il sera arrêté ; qu'importe! Il embrasse une dernière fois sa femme et ses enfants, sort, écrit sur un mur public le récit de ses visions, et bientôt après est arrêté par des agents, puis conduit à Bicêtre.

On voit le grand nombre de points communs qui relient

cette observation à celle qui précède. MOREAU y ajoute un certain nombre de réflexions, dont nous détachons quelques-unes : « Pendant longtemps, A... n'attache à ses rêves d'autre importance que celle que nous y attachons nous-mêmes. Mais, peu à peu, son esprit est subjugué et comme fasciné par les visions qui l'assiègent lorsqu'il est endormi ; il finit par croire à ses rêves avec tout l'abandon, toute la ténacité d'un monomaniaque. J'ai examiné, étudié ce malade avec une persévérante attention, et je me suis assuré que jamais il n'avait eu d'hallucinations, étant éveillé. Les idées délirantes étaient nettement circonscrites. *Pour tout ce qui n'avait point de rapport avec ses rêves, la raison et le bon sens ne lui faisaient jamais défaut.*

Ainsi donc, nous fondant sur ces exemples, nous croyons pouvoir affirmer qu'il existe, en face du rêve prolongé à l'état aigu et subaigu, et constituant un degré plus avancé de la même série, un délire de rêve à l'état chronique constitué par une succession de rêves prolongés, d'auto-suggestions, d'hallucinations, se continuant et s'enchaînant les unes les autres, de telle sorte que, à l'état de veille, les conceptions délirantes sont presque exclusivement en relation avec l'un ou l'autre de ces phénomènes survenus antérieurement.

Les caractères cliniques de cette modalité du délire de rêve sont un peu différents de ceux qu'il présente à l'état aigu ou subaigu. Ce sont toujours les hallucinations qu'on retrouve à l'origine du délire, hallucinations visuelles le plus souvent, mais auxquelles peuvent se mêler quelquefois des hallucinations des autres sens, en particulier des hallucinations auditives. Les hallucinations peuvent se montrer en dehors de tout songe ; elles ont lieu alors dans la période pré-somniale, dans ce que MAURY (1) appelle l'état hypnagogique, c'est-à-dire dans cette phase de demi-engourdissement qui précède le sommeil, pendant lequel le système de la vie de relation est déjà presque au repos, alors que les appareils de la vie végétative conservent toute leur activité. Mais, le plus souvent, les hallucinations proviennent d'un rêve ou le continuent, et c'est alors dans la période post-somniale qu'on les rencontre de préférence, dans cette période indécise où l'esprit, encore à peine sorti de la léthargie du sommeil, perçoit avec difficulté les impressions qui peuvent être ressenties par le corps. C'est alors surtout que la moindre sensation, lumière filtrant à travers les rideaux, craquements de meubles, peut être transformée par les cellules cérébrales, encore sous le coup du rêve de la nuit, et celles-ci peuvent facilement, à l'aide des plus minimes perceptions, construire les scènes les plus variées, les plus invraisemblables, devant lesquelles l'esprit et les sens perdent toute faculté de jugement.

Ces hallucinations ont ceci de particulier qu'elles ne sont pas constituées simplement par des tableaux, par des scènes plus ou moins rapides, se déroulant devant l'individu qui resterait ainsi spectateur, mais que, bien au contraire, la cénesthésie du sujet est mise en jeu. L'individu en proie à ces sortes d'hallucinations est toujours acteurs et le plus souvent l'acteur le plus important du drame qui se joue devant lui.

Son délire une fois constitué, systématisé, le malade,

(1) MAURY. — Le sommeil et les rêves, 1878.

différant en cela de celui qui subit la forme aiguë du rêve prolongé, ne présente pas de confusion mentale. Parvient-on à le sortir du système qui constitue ses divagations, l'individu paraît sain d'esprit. Il raisonne avec plus ou moins de logique, il cause de sujets plus ou moins variés, il comprend plus ou moins bien les paroles et les actes, suivant qu'il est plus ou moins intelligent, mais, fait capital, *il ne délire plus*. Et pour le faire délirer à nouveau il n'y a qu'à le replonger, d'un mot ou d'un geste, dans son rêve, origine de son délire.

Quelle est la *pathogénie* du délire de rêve prolongé pendant la veille à l'état chronique ? La prédisposition est fréquente, mais en réalité de peu d'importance, tout individu possédant un organe étant susceptible d'y avoir mal.

L'infection et surtout l'auto-intoxication paraissent jouer un rôle plus important. Ici, comme pour le rêve prolongé à l'état aigu, la cellule hépatique, lésée par exemple par une maladie infectieuse, par une intoxication prolongée ne neutralise pas les toxines physiologiques ou hétérogènes de l'organisme. Bien plus, elle en crée de nouvelles. Ces toxines imprègnent-elles plus fortement ou plus longuement les cellules cérébrales, de façon à troubler définitivement leur fonctionnement naturel? Nous le pensons, mais nos recherches ne nous permettent pas encore de l'affirmer.

CONCLUSIONS

Arrivé au terme de cette longue étude sur les conceptions délirantes survenant pendant la veille et prolongeant dans cet état les hallucinations qui peuvent s'être présentées pendant le sommeil, il est temps, sous forme de brèves conclusions, de jeter un regard en arrière et de résumer les points principaux de notre travail.

1° Le délire de rêve, délire onirique, rêve prolongé pendant la veille, peut être compris de la façon suivante : délire d'un individu qui, à l'état de veille, continue, plongé dans une sorte d'état second, de somnambulisme, à agir, à penser, à parler, en se conformant à des hallucinations survenues soit pendant le sommeil, sous forme de songes, soit dans les périodes pré-ou post-somniales.

2° Le rêve prolongé peut se présenter en clinique sous trois modes, qui ne constituent pas trois entités distinctes et séparées, mais qu'il faut considérer comme les différents degrés progressifs d'une même forme délirante :

a) Il existe d'abord une *forme aiguë*, dans laquelle le délire, survenu à l'occasion d'un rêve, ne dure que quelques jours, et ne survit pas à la cause qui l'a fait naître ;

b) Dans un second degré, le rêve porte sur un sujet plus restreint, mais le souvenir en est plus persistant, se montre à chaque occasion sous la forme d'idée fixe, en dehors de laquelle le malade est parfaitement raisonnable. C'est la *forme subaiguë*.

c) Enfin, il existe une troisième forme dans laquelle l'imprégnation des cellules cérébrales peut être plus profonde, au point de troubler définitivement (en ce qui concerne le sujet du délire) leur fonctionnement naturel. C'est le *rêve prolongé à l'état chronique*.

3° Le rêve prolongé, qu'il évolue en clinique sous la forme aiguë ou subaiguë, est d'ordinaire placé sous l'influence d'une auto-intoxication d'origine hépatique. L'alcool et les maladies infectieuses créent dans le foie des lésions cellulaires telles que, loin de transformer les poisons de l'organisme, ces cellules arrivent à en créer de nouveaux. Et l'action de tous ces produits toxiques est d'autant plus certaine qu'à côté des lésions hépatiques, il coexiste souvent des lésions des reins qui en empêchent l'élimination. Nous ne serions pas éloigné de croire que le même mécanisme pathogénique se retrouve à l'origine du rêve prolongé évoluant à l'état chronique.

BIBLIOGRAPHIE

Nous n'avons pas la prétention de donner ici une liste absolument complète de tous les auteurs qui, de près ou de loin, ont parlé du rêve prolongé; cependant, nous avons essayé d'indiquer tous ceux qui, à notre connaissance, ont apporté soit des faits, soit des théories concernant le sujet que nous avons traité. Quelques-uns de ces ouvrages, sans avoir avec le délire de rêve un rapport immédiat, sont cependant utiles à consulter pour approfondir un certain nombre de points acquis et que nous n'avons pu qu'effleurer. Nous avons lu et étudié dans leur texte la plupart des auteurs que nous désignons plus loin; quelques-uns, en minorité, n'ont pu nous parvenir et nous n'en parlons que suivant des extraits ou des traductions. Pour un certain nombre d'entre eux, difficiles à trouver à la bibliothèque de la Faculté, nous avons fait suivre l'indication bibliographique du numéro de classement.

ARTIGUES. — Essai sur la valeur séméiologique du rêve. Thèse de Paris, 1883-84.

BAILLARGER. — Fragments pour servir à l'histoire des hallucinations. *Revue médicale*, janvier 1842.

— Sur les hallucinations psycho-sensorielles. *Annales médico-psychologiques*, tome VII.

— De l'état désigné chez des aliénés sous le nom de stupidité. Paris, 1843.

BAILLARGER. — De l'influence de l'état intermédiaire à la veille et au sommeil sur la production des hallucinations. *Annales médico-psychologiques*, 1845, 1846, et Mém. Ac. de Méd., t. XII.

— Des hallucinations. *Mémoires de l'Académie de médecine*, Paris, 1846, t. XII.

BALL. — Article : *Somnambulisme*, in Dictionnaire encyclopédique des sciences médicales.

— La morphinomanie, page 135 : Les rêves prolongés, Paris, 1888, nº 70462.

— Leçons sur les maladies mentales. Paris, nºs 44152-47034.

BALLET (Gilbert). — Article : *Psychoses*, in Traité de médecine de Charcot, Bouchard et Brissaud.

BAUDRY. — Essai sur les hallucinations. Th. Paris, 1833.

BERTIN. — Article : *Sommeil*, in Dictionnaire encyclopédique des sciences médicales.

BINET. — Psychologie du raisonnement. Paris, 1886.

BOILEAU. — Du délire dans les maladies aiguës. Thèse de Montpellier, 1848.

BRIERRE DE BOISMONT. — Des hallucinations. Paris, 1845, nº 32184.

CABANIS. — Rapports du physique et du moral. 8e édit. 1844.

CALMEIL. — De la folie considérée sous le point de vue pathologique, philosophique, historique et judiciaire. Paris, Baillière, 1845, nº 34058.

CHAILLOU. — Dissertation sur le délire nerveux. Thèse de Paris, 1833.

CHASLIN. — Du rôle du rêve dans l'évolution du délire. Thèse de Paris, 1886-87.

— Du rapport du délire et des hallucinations. *Annales médico-psychologiques*, 1890.

— La confusion mentale primitive, Paris, 1895, nº 71052.

CULLEN. — Eléments de médecine pratique. 1787, nº 31740.

DEBAKER. — Des hallucinations et terreurs nocturnes chez les enfants et les adolescents. Thèse de Paris, 1881.

DELAGE. — Essai sur la théorie du rêve. *Revue scientifique*. 1881.

DELASIAUVE. — Du diagnostic différentiel de la lypémanie. *Annales médico-psychologiques*, tome III, 1851.

DELBOEUF. — De la prétendue veille somnambulique. *Revue de l'hypnotisme*, Paris, 1887.

DESCOURTIS. — Du fractionnement des opérations cérébrales, et en particulier de leur dédoublement dans les psychopathies. *Annales médico-psychologiques*, 1883, tome IX.

DESPINE. — Théorie physiologique de l'hallucination. *Annales médico-psychologiques*, 1881, tome VI.

DEVIC et ROUX. — Contribution à l'étude des troubles intellectuels consécutifs à la fièvre typhoïde. *Province médicale*, 1896, page 97.

DOUBLE. — Considérations séméiologiques sur les songes. *Journal de médecine*, 1812.

ESQUIROL. — Des maladies mentales considérées sous les rapports médical, hygiénique et médico-légal. Paris, 1838, n° 34169.

FAURE. — Etude sur les rêves morbides. *Archives générales de médecine*, 1876, I, page 550.

FERAY. — Séméiologie des hallucinations de la vue dans les psychoses. Thèse de Bordeaux, 1896-97.

FÉRÉ. — Note sur un cas de paralysie hystérique consécutive à un rêve. *Société de biologie*, séance du 20 nov. 1886, bulletin 41.

FÉRÉ ET MOTET. — Somnambulisme partiel. *Annales médico-psychologiques*, 1885.

FEYAT. — De la constipation et des phénomènes toxiques qu'elle provoque. Etude de pathologie nerveuse et mentale. Thèse de Lyon, 1889-90.

FRANCOTTE. — Classification. *Bulletin de la société de médecine mentale de Belgique*, septembre 1897.

GEORGET. — De la folie. Thèse de Paris, 1820.

GIBERT. — La suggestion à l'état de veille. *Annales de psychiatrie*. 1893.

GOBLOT. — Sur le souvenir des rêves. *Revue philosophique*, 1896, XLII, 288.

GUARDIA. — La personnalité dans les rêves. *Revue philosophique*, 1892, XXXIV, 225.

HUBANEL. — Des hallucinations. Thèse de Paris, 1830.

KLIPPEL. — De l'insuffisance hépatique des maladies mentales. De la folie hépatique. *Archives générales de médecine*, 1892.

— Du délire des alcooliques. Communication au congrès de médecine mentale. La Rochelle, août 1893.

— Du délire des alcooliques. *Mercredi médical*, octobre 1893.

— De l'origine hépatique de certains délires des alcooliques. *Annales médico-psychologiques*, 1894.

KLIPPEL. — Articles : *Alcoolisme* et *Délire*, in Manuel de médecine de Debove et Achard.

— Délire et auto-intoxication hépatique. *Revue de psychiatrie*, n° 9, sept. 1897.

KLIPPEL ET LOPEZ. — Du rêve et du délire qui lui fait suite dans les infections aiguës. *Revue de psychiatrie*, n° 4, avril 1900.

KLIPPEL ET TRENAUNAY. — Un cas de rêve prolongé d'origine toxi-infectieuse. *Revue de psychiatrie*, n° 6, juin 1900.

— Délire systématisé de rêve à rêve. *Revue de psychiatrie*, n° 4, avril 1901.

LASÈGUE. — Le sommeil. Etudes médicales, tome I, page 428. Paris, 1884, n° 44800.

— Des manifestations cérébrales de l'alcoolisme. Etudes médicales, tome II.

— De l'alcoolisme subaigu. *Archives générales de médecine*, 1868-69.

— Le délire alcoolique n'est pas un délire, mais un rêve. *Archives générales de médecine*, 1881.

LAUPTS. — Le fonctionnement cérébral pendant le rêve et pendant le sommeil hypnotique. *Annales médico-psychologiques*, 1895.

LIÉBAULT. — A travers les états passifs, le sommeil et les rêves. *Revue de l'hypnotisme et de la psychologie physiologique*, Paris, 1893, 4, VIII.

LOPEZ. — Du rêve et du délire qui lui fait suite dans les infections aiguës. Thèse de Paris, 1900.

MACARIO. — Des hallucinations. Paris, 1846, n° 49020-2.

— Des rêves considérés sous le rapport physiologique et pathologique. *Annales médico-psychologiques*, 1846, VIII.

— Du sommeil, des rêves et du somnambulisme dans l'état de santé et dans l'état de maladie. *Annales médico-psychologiques*, 1858, IV, V.

— Des rêves morbides. *Gazette médicale de Paris*, 1889, n° 8.

MARANDON DE MONTYEL. — La confusion mentale primitive et secondaire. *Gazette des hôpitaux*, nov.-déc. 1897.

MAUDSLEY. — La pathologie de l'esprit. Paris.

MAURY. — Analogie des phénomènes du rêve et de l'aliénation mentale. *Annales médico-psychologiques*, 1853, V.

— Nouvelles analogies des phénomènes du rêve et de l'aliénation mentale. *Annales médico-psychologiques*, 1853, VI, page 404.

— Le sommeil et les rêves, 1878, n° 31016.

Max-Simon. — Le monde des rêves. Paris, 1882.

Moreau (de Tours). — Du hachisch et de l'aliénation mentale. Etudes psychologiques, 1845, n° 34065.

— De l'identité de l'état de rêve et de la folie. *Annales médico-psychologiques*, 1855, p. 261.

Motet. — Article : *Cauchemar*, in Dictionnaire de médecine et de chirurgie pratiques.

Pichon. — Contribution à l'étude des délires oniriques ou délires de rêve. Délires infectieux et toxiques. Thèse de Bordeaux, 1896-97.

Régis. — Les hallucinations oniriques, ou du sommeil des dégénérés mystiques. Congrès des médecins aliénistes, Clermont-Ferrand, 1894.

— Communication au congrès de Bordeaux. 1895.

— Note sur les délires d'auto-intoxication et d'infection. *Presse médicale*, 1898, p. 57.

— Les psychoses d'auto-intoxication. Considérations générales. *Archives de neurologie*, avril 1899, p. 278.

Rey. — Article : *Sommeil*, in Dictionnaire de médecine et de chirurgie pratiques. Paris, 1882, t. XXXIII.

Richardson. — The physiology of dreams. *The Asclepiad*, London, 1892, IX.

Richer. — Onéirologie ou dissertation sur les songes considérés dans l'état de maladie. Thèse de Paris, 1816.

Ritti. — Article : *Mélancolie*, in Dictionnaire encyclopédique des sciences médicales.

Rousset. — Contribution à l'étude du cauchemar. Thèse de Paris, 1876.

Roux (Joanny). — Contribution à l'étude du délire des affections fébriles. *Province médicale*, 1897, page 246.

— Les rêves et les délires oniriques. *Province médicale*, 1898, page 212.

Sante de Sanctis. — Psychoses et rêves. Communication au congrès de Bruxelles. *Journal de neurologie et d'hypnologie*, 5 et 20 déc. 1897.

Sauvet et Moreau (de Tours). — *Annales médico-psychologiques*, 1844, tome III.

Sauze. — De la stupidité. Thèse de Paris, 1852.

Séglas. — Leçons cliniques sur les maladies mentales et nerveuses. Salpêtrière, 1888 et 1894, n° 49538.

Séglas. — Auto-intoxication et délire. *Presse médicale*, 1898, page 373.

Sully (James). — Les illusions des sens et de l'esprit. Paris.

— Etudes sur les rêves. *Revue scientifique*, 1882.

Summers. — The physiology of dreaming. *Saint-Louis clin.* 1895. VIII.

Taine. — L'intelligence. Paris, 1883.

Tissié. — Les rêves. Physiologie et pathologie. Paris, 1898.

Toulouse. — Psychoses post-infectieuses. *Gazette des hôpitaux*, 1893.

Tourdes. — Article : *Sommeil*, in Dictionnaire encyclopédique des sciences médicales.

Vaschide. — Recherches expérimentales sur les rêves. *Comptes-rendus de l'Académie des sciences*, 17 juillet 1899.

Vaschide et Meunier. — Projection du rêve dans l'état de veille. *Revue de psychiatrie*, n° 2, février 1901.

Vaschide et Piéron. — Prophetic dreams in Greak and Roman antiquity. *The Monist.*, janv. 1901.

TABLE DES MATIÈRES

Poitiers. — Imp. BLAIS et ROY, 7, rue Victor-Hugo.

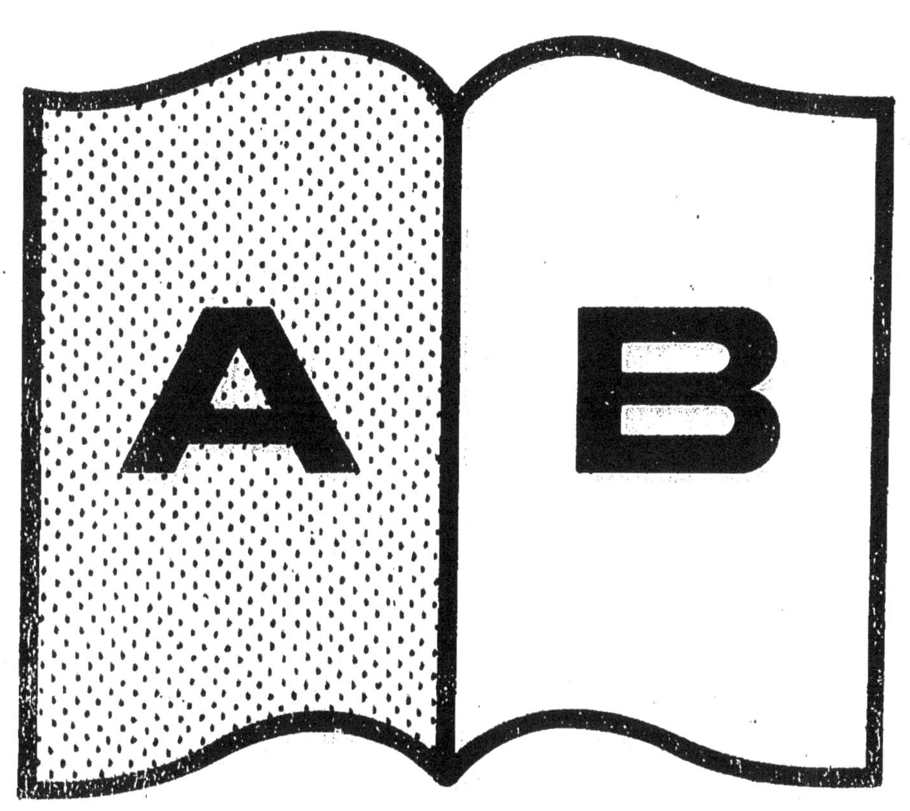

Contraste insuffisant

NF Z 43-120-14

www.ingramcontent.com/pod-product-compliance
Ingram Content Group UK Ltd.
Pitfield, Milton Keynes, MK11 3LW, UK
UKHW021223230726
13926UKWH00003B/1192